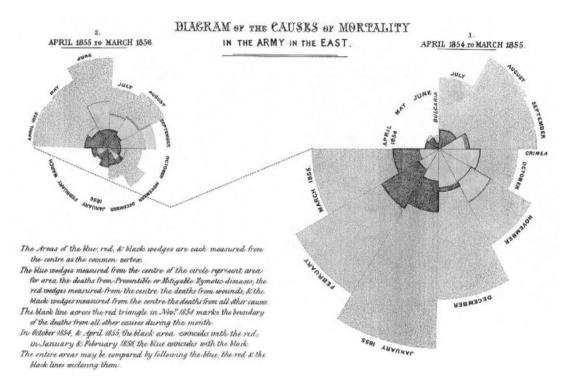

图 6.2 玫瑰图

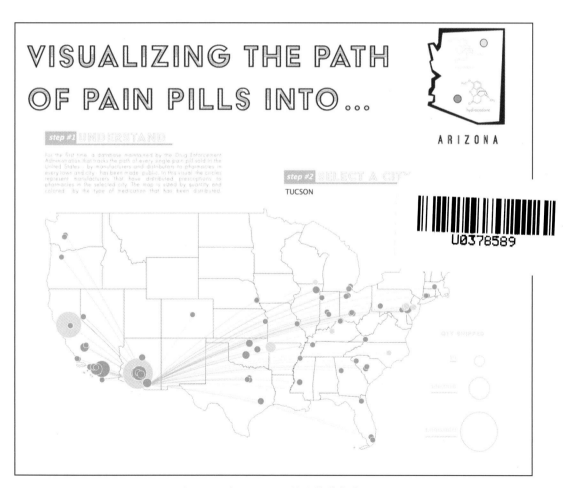

图 6.16 流入 Tucson 的违禁药物来源

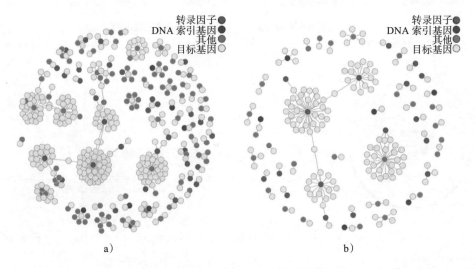

图 6.20　基因之间的定向基因关联

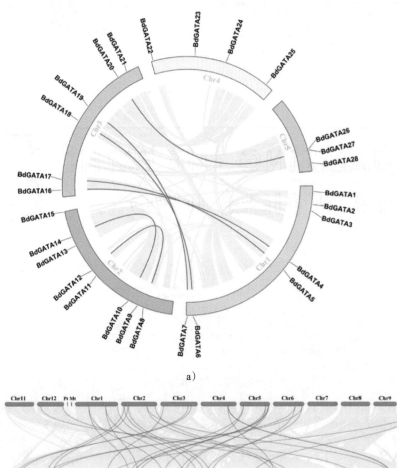

a)

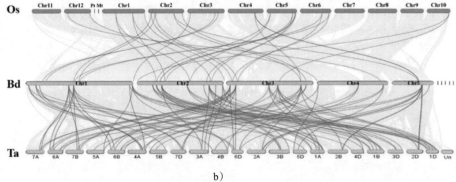

b)

图 6.21　二穗短柄草和水稻 / 小麦之间 GATA 基因的重复对和同线性分析

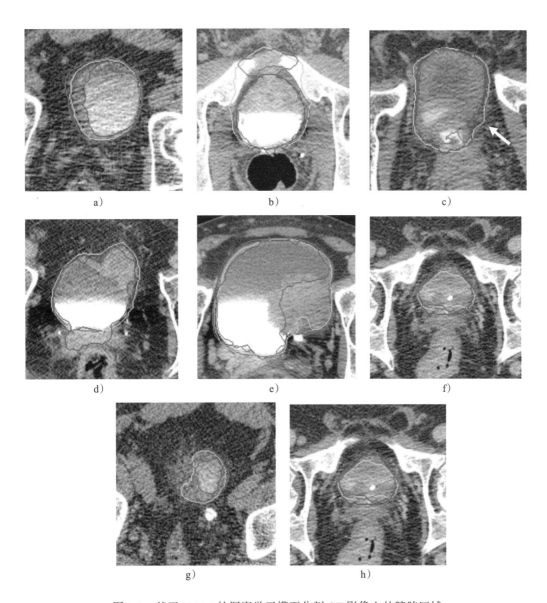

图 7.3　基于 U-Net 的深度学习模型分割 CT 影像上的膀胱区域

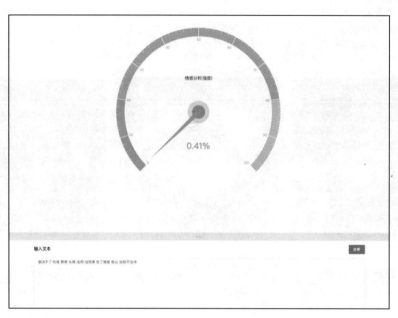

a）

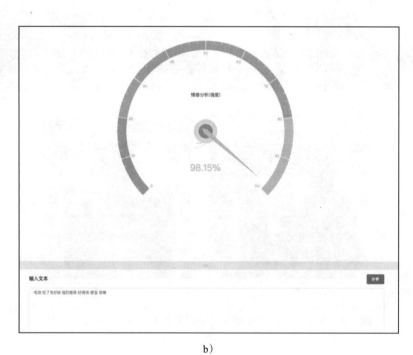

b）

图 8.5 情感分析

数据科学与工程技术丛书

MEDICAL BIG DATA ANALYSIS AND APPLICATIONS

医疗大数据分析与应用

[中] 成生辉　丁家昕　陈淮

[美] 徐晓音　　　　　著

[中] 刘铂晗　孟怡然　孟博文

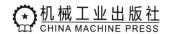

机械工业出版社

CHINA MACHINE PRESS

图书在版编目（CIP）数据

医疗大数据分析与应用 / 成生辉等著 . —北京：机械工业出版社，2022.12
（数据科学与工程技术丛书）
ISBN 978-7-111-72057-7

I . ①医… II . ①成… III . ①医学 - 数据处理 - 研究 IV . ① R319

中国版本图书馆 CIP 数据核字（2022）第 216204 号

北京市版权局著作权合同登记 图字：01-2022-5763 号。

医疗大数据分析与应用

出版发行：机械工业出版社（北京市西城区百万庄大街 22 号 邮政编码：100037）

责任编辑：赵亮宇　　　　　　　　　　　　　责任校对：梁 园 李 婷

印　　刷：河北宝昌佳彩印刷有限公司　　　　版　次：2023 年 2 月第 1 版第 1 次印刷

开　　本：185mm×260mm　1/16　　　　　　印　张：12.5　　插　页：2

书　　号：ISBN 978-7-111-72057-7　　　　　定　价：89.00 元

客服电话：（010）88361066　68326294

前　言

近 20 年来，"大数据"已经成为人们特别感兴趣的一个话题，因为这个领域蕴藏着无限的潜能。在医疗保健行业中，大数据的来源包括医院记录、患者病历、体检结果等，大数据与医疗的结合可以使医院的效率越来越高。

本书第 1 章介绍大数据的现状、医疗大数据产业划分等。第 2 章介绍如何处理数据，整洁的数据会便于人们进行分析。第 3 章介绍用于医疗大数据领域的统计方法。第 4 章介绍传染病模型。第 5 章介绍医疗领域的数据挖掘。第 6 章讨论医疗数据可视化，数据可视化会使医疗人员诊断病情的效率有很大提升。第 7 章探讨大数据与医学影像。第 8 章介绍医疗领域的自然语言处理。第 9 章介绍如何对医疗数据进行隐私保护。第 10 章介绍目前医疗经济的概况与前景。在技术手法上，本书运用了先进的数据分析和可视化软件，如 Tableau。

本书既可以满足读者对于医疗大数据发展趋势的一般性了解需求，又能作为相关领域研究者的学习参考。同时，本书也能为计算机专业、医学专业、数据科学相关专业的本科生及大专类院校的学生提供参考。尤其是在医疗大数据的可视化内容上，作者希望用可视化图表让读者对相关专题有更为深刻的理解。如果你翻开这本书并得到了一些启发，这将是创作者的荣幸。

目　录

第 1 章

医疗大数据概述

虽然大数据这个概念是近些年才提出的，但大型数据集的起源可追溯至二十世纪六七十年代。当时数据世界正处于萌芽阶段，全球第一批数据中心和首个关系数据库便是在那个时代出现的。

2005 年左右，人们开始意识到用户在使用 Facebook、YouTube 及其他在线服务时会生成海量数据。同一年，专为存储和分析大型数据集而开发的开源框架 Hadoop 问世，NoSQL 也在同一时期开始慢慢普及。

Hadoop 及后来的 Spark 等开源框架的问世对于大数据的发展具有重要意义，正是它们降低了数据存储成本，让大数据更易于使用。在随后的几年中，大数据的数量呈爆炸式增长。用户目前仍在持续生成海量数据，而且并非只有人类在产生数据。

然而，尽管已经出现了很长一段时间，但人们对大数据的利用才刚刚开始。如今，云计算进一步释放了大数据的潜力，通过提供可扩展性，它能够让开发人员轻松启动 Ad Hoc 集群来测试数据子集。此外，图形数据库也变得越来越重要，因为它能够显示大量数据，在某种程度上使分析变得快速、全面。

医疗大数据是大数据在医疗领域的一个分支，本书将对医疗大数据进行全面、透彻的分析。

1.1 全球大数据现状与特点

大数据是信息技术和计算机技术持续发展的产物。它为人们提供了一种可量化地认知世界的方式，可以称得上是一次重大的科技进步。2009 年，美国谷歌公司的工程师根据用户的搜索数据，成功预测了甲型 H1N1 流感在全球范围的流行，该预测结果甚至早于美国公共卫生官员的判断。谷歌公司对流行病的预测方法并不需要大规模的实地检测，仅需要利用每天数十亿次用户的网络搜索数据，便可得出上述预测结果。这是谷歌公司基于大数据的分析技术为社会生活提供支持的一个典型应用案例。

现在我们对大数据似乎已经司空见惯。可是在当时，这些数据不但数量巨大、不断产生，甚至连存储、查找都很困难。那么，谷歌是如何实现对这些数据进行存储和处理的呢？

早在 2003 年，谷歌就发表了一篇论文，提出了谷歌文件系统（Google File System，GFS）。这是一个可拓展的分布式文件管理系统，它将拍字节（PB）级别的大文件切分成若干部分，把每一部分复制 3 份，然后保存在不同的机器上。虽然这些机器有的是廉价的，甚至是稳定性较差的，但也能存储一些小块的文件。当一部分机器不工作时，可以从其他机器中取得所需的文件，并对其他部分的文件进行自动恢复。这一开创性的设计拉开了大数据时代的序幕。大数据在国内外发展的里程碑事件如图 1.1 所示。

2009 年，很多国家开始建立和分享数据库。美国政府建立了一个政府数据开放网站（Data.gov），让政务数据变得更加透明和易于获取。印度政府建立了生物识别数据库来进行身份认证管理。欧洲的一些研究性图书馆通过与科技信息研究机构合作，将科研数据上传至网络，以便读者获取。

2011 年，美国著名咨询公司麦肯锡发布报告《大数据：创新、竞争和生产力的下一个前沿》，对大数据进行了全方位的介绍与展望，宣布了大数据时代的全面到来。2011 年年底，在我国工业和信息化部发布的《物联网"十二五"发展规划》中，明确将信息处理技术提为关键技术创新工程。

近年来，伴随着大数据时代的发展，大数据技术的内涵有了演进和拓展，从基本的面向海量数据的存储、处理、分析等需求的核心技术延伸到相关的管理、流通、安全等其他需求的周边技术，逐渐形成了一整套大数据技术体系，成为数据能力建设的基础设施。伴随着技术体系的完善，大数据技术开始向降低成本、增强安全性的方向发展。

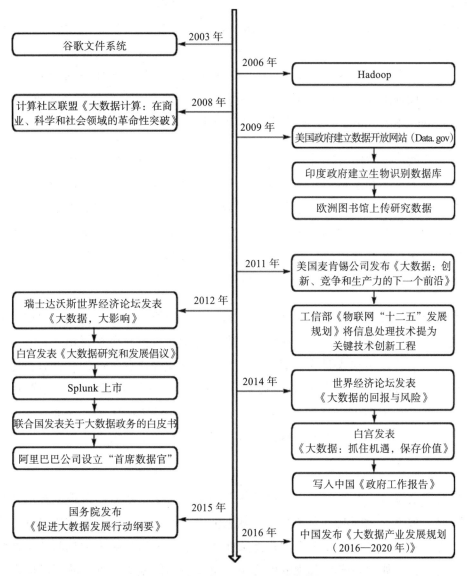

图 1.1 大数据发展里程碑事件

大数据技术的兴趣源于 2000 年前后互联网的高速发展。伴随着时代背景下数据特征的不断演变及数据价值释放需求的不断增加，大数据技术已逐步演进成为针对大数据的多重数据特征，围绕数据存储、处理计算的基础技术，同配套的数据治理、数据分析应用、数据安全流通等助力数据价值释放的周边技术组合起来形成的整套技术生态。如今，大数据技术已经发展成为覆盖面庞大的技术体系。

在大数据时代，数据量大、数据源异构多样、数据时效性高等特征催生了高效完成海量异构数据存储与计算的技术需求。在这样的需求下，面对迅速增长而且数量庞大的数据，传统的集中式计算架构遇到难以逾越的瓶颈，因而催生了以下技术：传统的关系型数据库的单机存储及计算性能有限，出现了规模并行化处理（Massively Parallel Processing，MPP）的分布式计算架构；面向海量网页内容及日志等非结构化数据，出现了基于 Apache Hadoop 和 Spark 生态体系的分布式批处理计算框架；面向对于时效性数据进行实时计算反馈的需求，出现了 Apache Storm、Flink 和 Spark Streaming 等分布式流处理计算框架。

数据管理类技术助力提升数据质量与可用性。技术总在随着需求的变化而不断发展。在较为基本和急迫的数据存储、计算需求已得到一定程度上的满足后，如何将数据转化为价值成了下一个主要问题。最初，企业与组织内部的大量数据因缺乏有效的管理，普遍存在数据质量低、获取难、整合不易、标准混乱等问题，使得数据后续的使用存在众多障碍。在此情况下，用于数据整合的数据集成技术，以及用于实现一系列数据资产管理职能的数据管理技术随之出现。

数据分析应用技术可用于发掘数据资源的内蕴价值。在拥有充足的存储计算能力及高质量可用数据的情况下，如何将数据中蕴涵的价值充分挖掘出来，并同相关的具体业务结合以实现数据的增值成为关键。用以发掘数据价值的数据分析应用技术，如以 BI（Business Intelligence）工具为代表的简单统计分析与可视化展现技术，以及以传统机器学习和基于深度神经网络的深度学习为基础的挖掘、分析、建模技术纷纷涌现，帮助用户发掘数据价值，并进一步将分析结果和模型应用于实际业务场景中。

数据安全流通技术助力安全合规的数据使用及共享。在数据价值的释放初现曙光的同时，数据安全问题也愈加凸显，数据泄露、数据丢失、数据滥用等安全事件层出不穷，对国家、企业和个人用户造成恶劣影响。如何应对大数据时代下严峻的数据安全威胁，如何在安全合规的前提下共享及使用数据成为备受瞩目的问题。访问控制、身份识别、数据加密、数据脱敏等传统数据保护技术正积极地向更加适应大数据场景的方向不断发展。同时，侧重于实现安全数据流通的隐私计算技术也成为热点发展方向。

大数据发展时间轴如图 1.2 所示。

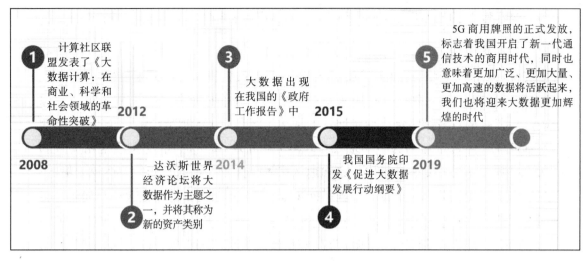

图 1.2　大数据发展时间轴

2008 年，计算社区联盟发表《大数据计算：在商业、科学和社会领域的革命性突破》一文，提出"大数据最重要的不是数据或处理数据，而是找到新用途、发现新见解"这一观点。

2012 年，达沃斯世界经济论坛将大数据作为主题之一，并称为新的资产类别。联合国也发表了关于大数据政务的白皮书，将大数据从商业行为上升到国家战略。同年，Splunk 成为首家上市的大数据处理公司。

自 2012 年大数据广泛进入实际应用以来，产业界和学术界在大数据技术与应用方面的研究创新不断取得突破，大数据领域的论文发表数量和专利申请数量快速增长。在论文发表方面，根据 Web of Science 数据库收录的 SCI 论文数据统计，2012 ～ 2020 年，全球共发表以"big data"为关键词的大数据领域相关论文 64 739 篇。其中，2012 ～ 2018 年大数据相关论文发表量持续增长，并在 2018 年达到高峰，全年共发表相关论文 11 453 篇，是 2012 年论文数量的 5.4 倍，7 年间的年均增长率约为 32.5%。2019 年论文数量较前一年有所减少，但仍然超过 1 万篇。2020 年 1 ～ 6 月，发表论文 3915 篇。随着科学研究的不断发展，大数据相关的理论体系将逐渐成熟，未来学术论文成果发表的增长速度或将放缓。从发表论文的国家和地区来看，中国和欧美地区仍是大数据相关学术研究的核心地带。中国和美国是大数据相关论文发表量名列前茅的国家，2020 年，中国和美国分别发表论文 18 216 篇和 16 241 篇，占全球论文总量的 28.14% 和 25.09%，遥遥领先于其他国家。英国、印度和德国的论文发表数量占比分别为 6.03%、5.92% 和 5.66%，意大利、澳大利亚、西班牙及其他国家的论文数量占比均低于 5%⊖。

在专利申请方面，根据 WIPO（世界知识产权组织）的 PATENTSCOPE 数据库的统计数据，2012 ~ 2021 年，全球共申请大数据领域的相关专利 136 694 项。2012 ~ 2019 年，大数据技术快速发展，国内外大数据企业更加重视知识产权保护，专利申请数量始终保持稳定增长，从 2012 年的 9135 项持续增长至 2019 年的 25 854 项，年均增速约为 16.0%。2020 年 1 ~ 6 月，全球共申请大数据相关专利 10 789 项。从受理专利申请的国家和地区来看，大数据相关专利的申请较为集中，93% 以上的专利分布在美国、中国、PCT（专利合作条约）组织和欧洲专利局。美国受理的专利数量居首位，占比约为 49.19%，IBM、微软、Oracle、EMC 等美国企业的技术优势仍然显著。中国为第二大专利受理国，占比约为 19.25%，这凸显出我国大数据发展态势良好，在国际上有重要的市场地位，但在技术创新与突破上，我国与美国仍有较大差距。此外，PCT 组织和欧洲专利局受理的专利数量占比分别为 16.39% 和 8.31%，其他国家的占比均在 5% 甚至 1% 以下。

从细分领域来看，在大数据领域的科学研究中，针对基于分布式计算技术的数据关联分析或数据挖掘的论文和专利数量明显多于其他领域，可见，数据分析、挖掘依旧是大数据科研创新的热点方向。

根据《中国大数据产业发展水平评估报告（2018 年）》，大数据定义如下：大数据是以容量大、类型多、存取速度快、应用价值高为主要特征的数据集合，正快速发展为对数量巨大、来源分散、格式多样的数据进行采集、存储和关联分析，从中发现新知识、创造新价值、提升新能力的新一代信息技术和服务业态。由此可见，"大数据" 一词既包含了数据本体，以及对数据进行处理的技术手段，又体现了数据价值所带动的新兴产业。

在当前的计算机体系结构下，数据依照二进制规则实现物理存储。在表 1.1 中，我们列出了目前常用的存储单位及其对应的含义或应用场景。

表 1.1 各级数据存储单位的关系与对比

单位	英文缩写	大小关系	含义或使用场景
位	bit	一个 0 或 1	存储信息的逻辑单元，表示一个二进制数字
字节	Byte	8 位	计算机存储信息的基本单位 一个汉字或字母根据不同的编码方式，会占 1 ~ 4 字节

⊖ 数据源自中国信息通信研究院《大数据白皮书（2020）》。

（续）

单位	英文缩写	大小关系	含义或使用场景
千字节	KB	1024 字节	一篇 800 字的文章约为 3KB
兆字节	MB	1024 千字节或 2^{20} 字节	一首 MP3 格式的歌曲约为 4MB
吉字节	GB	1024 兆字节或 2^{30} 字节	一部 MP4 格式的电影约为 2GB
太字节	TB	1024 吉字节或 2^{40} 字节	一台家用计算机的硬盘约为 1TB 中国国家图书馆的印刷版图书馆藏约为 10TB
拍字节	PB	1024 太字节或 2^{50} 字节	谷歌一小时的数据处理量约为 1PB
艾字节	EB	1024 拍字节或 2^{60} 字节	IBM 称，新的 SKA 望远镜每天将自动生成 1EB 的数据
泽字节	ZB	1024 艾字节或 2^{70} 字节	全世界在 2025 年创建、捕获、复制和消耗的数据总量预计将达到令人难以想象的 175ZB

数据来源：部分例子参照徐子沛的《大数据：正在到来的数据革命，以及它如何改变政府、商业与我们的生活（3.0 升级版）》一书。

大数据通常包括 5 个典型的特点，简称"5V"标准：Volume（大量）、Variety（多样）、Value（价值密度低）、Velocity（高速）、Veracity（真实性）。具体内容如下。

❑ Volume：数据量大，包括采集、存储和计算的量都非常大。大数据的起始计量单位至少是 P（1000 个 T）、E（100 万个 T）或 Z（10 亿个 T）。医疗数据的一个显著特点是数据量大，如以前的心电图通常只在病人就诊时采集，而现在可以采集 24 小时心电图，从而带来比以前多出很多倍的数据。基于这个原因，在医疗大数据领域，数据存储是必须引起重视的，比如对电子病例的管理和保存。研究人员需确保数据存储的基础设施能够满足临床和科研的需求。

❑ Variety：种类和来源多样化，包括结构化、半结构化和非结构化数据。其中结构化数据包括电子化的病历、图像和视频。结构化数据的特点是其具有特定的顺序，并可以直接被计算机处理。半结构化数据具有一些结构化数据的特点，但缺乏严格的结构和形式，一个例子就是逗号分隔值（Comma Separated Value，CSV）的文件格式，这类文件中每个数据由逗号分开，但数据的排列不一定遵循特定的形式。非结构化数据包括手写的临床记录和音频数据等，这类数据的特点是不具有特定的顺序和形式，甚至在不同时间点上同一类数据的形式也是不同的。从来源上看，这些数据包括临床记录、保险数据、检测结果、基因序列和影像数据等。

❑ Value：医疗数据的一个特点是价值密度相对较低。如何从大数据中提取有价值的信息是医疗大数据分析的一个挑战。换句话说，医疗大数据包含的信息不一定直接表现在数据上，而是需要经过一些处理过程来提取信息。典型的例子如医学影像，其中含有的信息虽然丰富，但需要经过人工读片或计算机分析才能提取。更多时候，医疗大数据需要经过综合处理才能从中提取出准确的信息，比如当一个核磁共振图像显示了病人有相当程度的脑萎缩症状的时候，是否代表病变则需要医生考虑病人的年龄来确定。对一个 80 岁的人来说，一定程度的脑萎缩是老年化的正常过程，不需要过度担心和医疗介入；而对于一个 18 岁的人来说，同样的脑部图像则更多地反映了潜在的病变，需要进一步检查。

❑ Velocity：医疗大数据增长速度快，处理速度也快，对时效性要求高。比如急诊部门要求数据能够实时显示，而日常门诊部门要求能够调取病人的历史数据。大数据的增长速度还体现在数据的生成正在变得多样化上。如果说以前医疗数据的生成还仅来自医疗机构，比如病人只有到了医院才能量血压、测血糖，那么现在随着家庭医用产品，特别是可穿戴设备的普及以及手机的大量使用，这些数据随时随地都能获得，如智能手环 24 小时不间断产生的检测数据，这些都极大地加快了医疗大数据的生成速度。

❑ Veracity：数据的准确性和可信赖度，即数据的质量。医疗大数据的质量好坏取决于数据的生成和使用，比如在数据生成中，当医生记录病人的临床信息如过往病史时，病史的完整程度会受到病人的记忆力和记录过程的影响。当使用医疗数据的时候，不同的人员对同一个数据的看法可能会不同，对数据的标记和归类也不尽相同。比如在对前列腺癌活检切片的判断中，根据医生对感兴趣区域的选取的不同，对同一个切片的评分可能会有不同，而不同的评分将直接影响对肿瘤的定级和后续的治疗。这些因素都会影响医疗数据的质量。

1.2 医疗大数据简介

医疗大数据是指在与人类健康相关的活动中产生的与生命健康和医疗有关的数据。根据健康活动的来源，医疗大数据可以分为临床大数据、健康大数据、生物大数据、运营大数据，这些数据在临床科研、公共卫生、行业治理、管理决策、惠民服务和产业发展等方面影响着整个医疗行业的变革。

❑ 临床大数据：临床医疗的主要目标是关注个人身体健康状况，临床大数据主要包括电子健康档案和生物医药学临床数据。

- 健康大数据：包括对个人健康产生影响的生活方式、环境和行为等方面的数据。
- 生物大数据：指从生物医学实验室、临床领域和公共卫生领域获得的基因组、转录组学、实验胚胎学、代生物大数据代谢组学等研究数据，这些数据有助于理解遗传标记与疾病之间的因果关系，将传统的"一刀切"治疗方式转变为基于基因组数据的定制治疗，目前已成为一种新兴的疾病预防和治疗手段。
- 运营大数据：指由各类医疗机构、社保中心、商业医疗保险机构、药企、药店等单位的运营所产生的数据如成本核算数据，医药、耗材、器械采购数据，药品研发数据，产品流通数据等。

医疗大数据的数据形式是多种多样的，数据类型是多模态的，数据产生的过程有长有短，数据的主体可以是多尺度的，数据间的相互作用可以是直接的也可以是间接的，数据的质量有高有低。下面我们逐一介绍。

在形式上，医疗数据有 3 类常见形式。第一类是分类数据，又称名义数据，是具有两个或多个类别的变量，但这些类别没有内在排序。比如病人的性别，过敏病史，有无使用某种药物，乳腺癌基因 BRCA1/BRCA2 是否表达等。这类数据的特点是没有内在排序，不论在时间上还是空间上，或者以其他方式度量，这类数据都没有排序。第二类是序列数据，这类数据后面的自变量是有明确的排序的，比如一个人过去 3 天里的血压，一个人过去 10 年的病史，一个科室里拥有初级、中级、高级职称的人数，一个医院每月就诊的人数等。序列数据除了有明确的排序以外，其自变量之间还可能有距离，而这个距离可以是等距的，也可以是不等距的。比如一个人过去 3 天里的血压，这里的自变量是每一天是等距的，虽然血压测量值不一定是等距的。一个医院每月就诊的人数在时间上是等距的，距离是一个月，虽然每月就诊的人数很可能是不等距的。一个不等距的数据的例子如下：如果要观察不同学历的病人是否按时服药，可以把病人的学历按小学、中学、大学进行划分，虽然我们可以认为小学的教育程度低于中学，中学的教育程度低于大学，但这两个教育程度上的差别是没有客观的距离的，所以这个数据是有排序的，但不是等距的。第三类是连续数据，这类数据不仅是有序的，而且数据的自变量也是连续的，比如病人的年龄、血压、体重、CT 影像中像素代表的 X 光吸收密度等。

在模态上，医疗大数据往往是多模态的，这里的多模态是指数据的收集过程。比如一个肿瘤病人的数据是多模态的，不仅包括病人的人口统计学特征，还包括肿瘤内科的临床病历和化疗或免疫治疗的药物、影像科的 CT 或核磁共振图像、病理科的 H&E 染色图片、肿瘤外科的手术切除情况以及放射肿瘤科的放疗范围。因此这个人的病历是多模态的，其中既有基于文字的数据，也有基于非文字的影像数据。更进一步，具体到影像，其本身也是多模态的，比如核磁共振里的 T1、T2、FLAIR，以及弥散和灌注成像等序列产生的影像，它们的模态是不同的。因此，医疗大数据的多模态性是经常存在的。但这并不是说所有的模态都要被用于某一个问题的研究，在很多情况下，一个或几个模态的数据对特定的研究来说是足够的。

在产生的时间上，医疗大数据的产生时间可长可短，从几天到几年都有可能，而这取决于具体的应用和临床问题。而且，时间的长短随着医疗技术的进步在不断变化。比如在乳腺癌的治疗方面，随着人们对乳腺癌认识的加深和新型药物的出现，病人的生存期越来越长。因此，如果从大数据的角度研究乳腺癌病人在治疗后的生存质量，数据产生时间就越来越长了。同理，如果研究乳腺癌病人在生存期内癌症发生转移的概率，则对病人进行随访的时间也相应地变长了。这个时间上的因素对于我们设计医疗大数据的研究方案是相当关键的，因为它决定了我们预估的所需时间和投入的资源。

医疗大数据的主体可以是多尺度的。这个尺度可以是人，如研究病人对新药的反应是否有效；可以是更小的尺度，如细胞，如研究不同基因表达的细胞的分裂与自噬，免疫细胞与神经细胞的相互作用；也可以是更大尺度，如一个医院的医疗状况和经营状况、一个地区的人群在某方面的健康或医疗上存在的问题等。

医疗大数据间的相互作用可以是直接的也可以是间接的。这些相互作用有些是我们期待的，如治疗糖尿病的药物对血糖的作用，这个作用是我们所预期的，也是直接的。有些相互作用则是间接的，如单一药物对某种疾病的控制，通常是我们所知道的，也是所预期的。但当病人使用两种或两种以上的药物时，它们对各自所针对疾病的控制是否与预期的一样，以及它们之间是不是有相互作用，这往往是我们所不知道的。揭示这种潜在的间接相互作用现在变得尤为重要，原因在于很多人同时使用超过一种药物，据其他国家统计，超过 70 岁的人同时平均服用 7 种药物，而这些药物会不会有相互作用目前仍不是很清楚。研究人员通过大数据分析发现，当病人服用某一种常见的抗抑郁药和一种常见的降血脂药时，这两种药同时使用会提升血糖的水平，而这是医生开出这两种药时所没有想到的。当我们从大数据的角度分析时，除了要寻找或验证我们期待的直接作用外，也不能忘记分析数据中可能存在的间接相互作用。

医疗大数据的质量有高有低。这表现在数据的一致性和受控性上。在某种情况下，如临床试药的数据分析中，数据的质量是会有保证的，如召集了足够的人群参加临床试药，从年龄、性别和其他人口统计学特征上匹配了用药组和对照组，对参加人员的检查是统一的，并且定期对参加的人员有详细的随访等。这样的数据收集保证了数据的质量。而在很多情况下，医疗大数据的收集超出我们的能力范围，如在回顾性研究中，无法确保数据的各种特性反映了相应人群的人口统计学和病因学，也很难保证历史数据没有丢失或错误。在这种情况下，合理的数据清洗是必要的。

医疗数据首先属于数据的一种，所以必定具备一般的数据特性：规模大、结构多样、增长快速、价值巨大。但是其作为医疗领域产生的数据也同样具备医疗性：多态性、不完整性、冗余性、时间性、隐私性。

- 多态性：医疗数据包括化验产生的纯数据，也包括体检产生的图像数据，如心电图等信号图谱、医生对患者的症状描述以及根据自己经验或者数据结果做出的判断等文字描述。另外，还有如心跳声、哭声、咳嗽声等声音资料。同时，现代医院还有各种动画数据（如胎动的影像等）。
- 不完整性：基于各种原因，有很多医学数据是不完整的，如医生的主观判断以及文字描述不全导致的不完整，患者治疗中断导致的不完整，患者描述不清导致的不完整等。
- 冗余性：医疗数据量巨大，每天会产生大量冗余数据，这将给数据分析的筛选带来很大困难。
- 时间性：大多医疗数据都具有时间性、持续性，如心电图、胎动四维图等均属于时间维度内的数据变化图谱。
- 隐私性：隐私性也是医疗数据的一个重要特性，同时是现在大部分医疗数据不愿对外开放的一个原因。很多医院的临床数据系统都是相对独立的局域网络，甚至不会对外联网。

1.3　医疗大数据分析

医疗大数据在临床实践与研究上已经得到很多应用，而且应用的场景还在不断增加。大数据分析的基本目标是找出数据中的某种规律，这个规律可以是回顾性的，可以是追踪性的，也可以是预测性的，但我们必须注意对经过数据分析得出的结论加以思考。

回顾性分析又称回归分析，目的是分析数据是否揭示了在过去发生或没有发生的某个事件。回顾性分析的一个缺点是我们通常对数据的完备性（比如入选病例是否吸烟和酗酒这类因素）无法控制，对数据分组（如入选病例在年龄和性别上的分布）也缺乏控制，这些因素在大数据分析里相当于噪声，有可能会对分析结果造成不利影响。例如，我们想要知道作为一种常用药，羟氯喹在类风湿性关节炎患者的治疗中有没有副作用。在 2020 年的一个回溯性研究上，人们通过健康保险数据和电子病历统计了 100 万名羟氯喹使用者的心血管并发症的长期风险数据，并与 30 万名柳氮磺吡啶使用者的数据相比较。结果显示，在不超过 30 天的短期使用者中，没有发现羟氯喹带来心血管并发症的额外风险，但长期使用羟氯喹与心血管死亡率增加有关。从比例上说，使用羟氯喹的病人并发心血管疾病的风险是使用柳氮磺吡啶病人的两倍。如果回溯性分析到此为止，那么我们看到羟氯喹组有明显更高的心血管并发症风险。但如果我们看这两组间的绝对数值，每十万个服用羟氯喹的病人中，死亡原因与心血管相关的人数为 439，而服用柳氮磺吡啶的病人中，该数值为 200，这个绝对值上的差别就没有那么大了。我们希望通过这个例子说明大数据分析必须全面，否则可能会得到不准确的推断。

追踪性分析，又称实时分析。这里的实时可以有不同的时间尺度，比如在医疗机构的管理上可以实时地追踪医院就诊的病人数量，并通过分析得知某一天或某一段时期医院的就诊人数是否出现异常，这种情况下考虑的时间尺度可以是每小时、每天或每星期；而在可穿戴设备上，可以根据人们穿戴的血氧仪、血压计来实时跟踪一些生理信号。在现在的一些研究中，可穿戴设备通过网络与人们的电子病历相关联，可以综合实时的测量并考虑电子病历里的信息来检测人们的健康状况，这种情况下我们关心的时间尺度可能是分钟。追踪性分析的一个重要用途是临床试药，在这种情况下我们通常建立用药组和对照组，然后追踪两组人群在服用药和安慰剂的情况下对某种疾病的预防或治疗效果。追踪时间的长短取决于两组里出现病灶的人数，当这些人数达到统计所需要的数目时，试药的过程就可以结束了。在这种情况下，我们对数据的完备性可以有更好的把握，可以在建立用药组和对照组时保证两组人群在统计特征上是相匹配的，包括年龄、性别、有无基础病，以及有无其他用药史等。

预测性分析是根据已有数据对将来做出预测，这在医疗上是重要的应用。例如，在指定治疗方案时都是根据以往的数据选择对病人最有利的疗法，预测在这种疗法下病人的预后将是最好的。而预测的模型则是基于对以前结果的大数据分析。举例来说，在肿瘤治疗中，一个重要的指标是病人的总生存期和疾病无进展生存期，所采用的药物是根据病人的肿瘤类别和分级、肿瘤的基因组学和病人的临床指征来选择的，医生的期望是病人有最好的预后。通过定期对病人进行随访，医生的期望有可能会修正，也许会发现以前的用药不是最好的，病人出现了耐药性。这时医生就会更换用药，希望在保持对肿瘤进行治疗的同时还能尽量避免耐药性。如果耐药性再次出现，那么医生可以更换另一类药物。例如，在乳腺癌的治疗中，根据对癌症病人的大数据分析，临床上已经设计了针对不同亚型的用药指南。在这个指南中，对治疗方案从一线疗法一直到四线疗法都有明确的指示，前提条件就是病人获得最好的预后。另外一个例子是大数据也被用于预测心脏衰竭。研究人员通过对电子病历的分析开发了人工智能系统来预测具体病人心脏衰竭的风险，目前已经可以做到提前一至两年预测心脏衰竭的发生。

需要指出的是，以上 3 种类型的分析并不是相互排斥的，针对同一个大数据可以同时用不同类型的分析。例如，对于可穿戴设备，个体用户关心的可能是他本人在某个时刻的健康状态，比如实时检测自己的心率，检测自己每天步行或跑步的距离；而保险公司可能会根据其受保人群是否使用可穿戴健康设备来预测、分析这些人是否更关心自己的健康，对那些坚持使用可穿戴设备来检测自身健康的人群，保险公司会通过大数据分析得到结论——这些人相对普通人群会更健康，因此会给他们提供奖励，比如降低保费。

1.4　医疗大数据产业划分

医疗大数据产业可以划分为 3 个层次，分别为基础层、数据层和应用层。

1.4.1　基础层

第一层是基础层，包括数据采集基础设施建设和数据采集端口，其中数据采集基础设施建设的主体主要是从事传统医疗信息化的企业（如软硬件、系统集成、医疗信息化类企业），数据采集端口包括医院、基因测序、医疗体检等机构。

数据采集基础设施建设的代表性企业有：万达信息、卫宁健康、浪潮（inspur）、东华软件（DHC）、医惠科技、Neusoft、荣科科技、Sinldo、厦门智业、源启科技。

数据采集端口的代表性企业和单位有：华大基因、贝瑞和康、慈铭体检、爱康（iKang）、中国人民解放军总医院。

基础层企业主要依托医疗信息系统和实验项目进行数据收集。多年深耕于医疗健康卫生信息化领域的厦门智业、卫宁健康和源启科技等企业凭着先发优势具有积累健康医疗数据的基础；华大基因、贝瑞和康等基因领域龙头企业则通过基因测序实验项目掌握了绝大多数的基因数据，在为中游企业分析疾病趋势提供数据方面具有较大的话语权。

1.4.2　数据层

第二层是数据层，目前市场上有很多主要做医疗大数据平台的企业，涉及的业务包括数据存储、数据处理、数据分析、数据安全、数据交易、数据标准化、数据整合平台等。如提供云计算的阿里云、腾讯云和金山云等服务商，通过构建云服务生态圈，凭借合作伙伴协同发展战略，赋能医疗行业解决方案创新研发和推广。

医疗大数据平台的代表性企业有 Ruisoft（锐软）和 Crabyter（科研宝）。Ruisoft 是专业的健康医疗大数据整体解决方案和服务提供商，有 15 年信息整合技术与医疗业务积累和 10 年医疗数据治理与互联互通经验，是全国信息技术标准化委员会 SOA 分技术委员会、大数据、智慧城市应用工作组的核心成员单位。

Crabyter 是一个肿瘤临床科研数据管理平台，通过肿瘤医学大数据提升肿瘤治疗、药物研发、基因研究的效率，旨在帮助临床机构和个人建立包括真实世界研发、回顾性分析、前瞻性研究在内的数据管理和数据分析平台。

1.4.3　应用层

第三层是应用层，主要涉及面向各种应用场景的健康医疗大数据服务企业，应用场景包括临床应用、辅助诊疗、健康管理、医药研发、医疗物联网、医疗影像等。

- ❑ 临床应用：大数据模型预测有利于提高依靠历史医疗数据进行预测的精度和诊疗的效率。医疗数据积累包括患者体征数据、诊疗数据、行为数据、科研数据等，通过大数据开发做出临床决策支持。代表性企业有 QEDTechnique、燃石医学、Prenetics、安诺优达、海普洛斯、贝瑞和康等。
- ❑ 辅助诊疗：基于肿瘤大数据的应用热度最高。受医疗数据的安全、数据合规和权属问题的影响，目前市场上较成熟的模式是建立国家级肿瘤病例库，联合健康医疗大数据企业、医疗机构、国家卫生部门等，协作开展重大疾病大数据课题研究。代表性企业有神州医疗、Medbanks、阿里健康、平安科技等。

❑ 健康管理：越来越多的个人用户意识到健康管理的重要性，主动健康管理服务越来越流行，个性化、定制化的健康管理服务的市场需求快速增加。代表性企业有碳云智能、基云惠康、基因猫、23魔方等。

❑ 医药研发：真实世界研究（RWS）是对临床常规产生的真实世界数据进行系统性收集和分析的研究。真实世界数据涵盖电子病例数据、医保数据、智能终端数据，以及社交媒体数据等，收集并分析这些数据将有助于探究药物在尚未获批的疾病及人群中的疗效，从而为上市后的药物增加适应症提供可能。代表性企业有Linkdoc、森亿智能、行动基因、太美医疗科技、3DMed、晶泰科技等。

❑ 医疗物联网：一方面提供以服务患者为中心的护理和后勤等应用服务，包括体征检测、移动护理等；另一方面提供以医院人、财、物为中心的保障和行政业务管理，包括人员管理、输液管理和资产管理等。典型产品如智能可穿戴设备，可用于体征检测、移动护理、远程转诊或会诊等多场景。代表性企业有医惠科技、昂科、平安好医生、健客网、丁香园、七乐康、1药网。

❑ 医疗影像：医疗影像数据量大，应用场景丰富。医疗影像云和基于AI的医疗影像识别逐渐成为热点，这两方面也是当前人工智能技术在医疗领域最成熟的应用场景。代表性企业有汇医慧影、推想科技。

1.5 医疗大数据的挑战

大数据在医疗卫生行业的应用面临来自不同方面的挑战。根据我们的观察，这些挑战远远超出了技术领域，主要包括以下几个方面：

❑ 意识问题，即是不是能够充分认识到数据服务的必要性、复杂性和迫切性。可能还有些企业用户在设计信息系统的时候在沿用过去的思路和方法，这可能就是缺乏这样的意识。电子商务及移动互联网的发展势头迅猛强劲，如果没有前瞻性思维，一旦医疗数据暴涨，数据服务需求增长，我们很可能无法应对。

❑ 人才问题。目前我国大数据方面的人才还是比较匮乏，真正掌握这个技术的公司、人员少之又少。希望有实力的公司、企业积极推动这项技术在医疗领域的应用，同时带动大数据的发展和人才的培养。

❑ 业务应用模式的探索。很多企业对医疗业务不熟悉，无法真正发现医疗中运用大数据的关键业务，从而制约了大数据的发展。

医疗大数据面临着不同的挑战，如果不能客观地认识到这些挑战，将影响大数据的应用。

大数据真的大吗？在很多应用中我们可以收集或接触到大量的数据，如一个医院过去 10 年所有乳腺癌患者的数据，对于大中型医院来说，这个数据量有可能超过 1 万例，从这个方面来说，我们确实有了关于乳腺癌的大数据。但如果按照癌细胞的分子表达式对这些乳腺癌病人分类，我们一般把乳腺癌分成 ER 阳性、HER2 阳性或三阴性，那么每一个乳腺癌亚型下的病例数就只有几千例了。比如三阴性乳腺癌在统计上占所有乳腺癌人群的 10% ～ 15%，那么可能只有 1000 ～ 1500 例三阴性的病例。病例的减少意味着统计效能的下降，虽然这种下降不一定会造成大数据分析失效，但是我们需要检查这样细分后原先设计的大数据模型是否还有足够的统计特性以找到某个乳腺癌亚型的规律。因此，保持数据量足够大和达到足够细的临床分类往往是两个需要取舍的目标，在数据不可能无限大的前提下，通常需要在两者之间取得某种平衡。

医疗大数据的一个突出特点是数据的多样性，这里的多样性指的是原始数据和衍生数据的生成过程是多样的。原始数据（如核磁共振和 CT 图像）有可能来自不同品牌的设备、不同类型的造影剂、不同的参数；衍生数据（如对 CT 图像上病灶的勾画、对肿瘤大小的测量等）依赖于人工的输入，而这是一个容易产生差异的环节。对于这一类的多样性，如果我们不能很好地在后续分析中考虑它们的影响，往往会导致大数据分析得到不准确的结果。医疗大数据多样性的特点在实际应用中是一个挑战，如果我们的分析不能照顾到数据的多样性，那么分析结果有可能会有偏差。假设设计开发了一个基于核磁共振的图像自动检测肿瘤的大数据技术，如果所用的核磁共振图像的尺寸都是 1mm×1mm 的，那么这个技术对于其他尺寸的核磁共振图像不一定适用，或者效果会有所下降。

数据是有时效性的，或者说数据具有生存期。虽然我们可以把数据看作存储在计算机里的数值并可以永久保存，但数据是有时效性的。此处数据的生存期并不意味着过了某个时间点我们就把某些数据丢掉，而是指数据对我们想要回答的问题在时间上有一定的适用期。举一个简单的例子，如果一个地区的健康保险从某年以后开始报销一种慢性病检查的费用，那么我们有可能会发现这个地区从这一年后得这种慢性病的人数有了较大增加，但这种增加很可能不是因为真的有更多人得了这种病，而是有更多人因为保险中包含这项检查，在检查过程中发现患有这种病。在这个例子里，该地区在保险政策改变之前，关于这种慢性病的数据就有一个生存期，在此之后，这些数据对该慢性病的研究就没有了意义。这一点说明在使用医疗大数据时需要考虑多方面的因素。

在医疗大数据方面，如同在其他领域的大数据一样，我们可以认为大数据的价值在于，如果不能从数据中得到信息，或者不能依据信息指导或改变我们的一些行动，那么这样的大数据分析就没有起到任何作用。

1.6　大数据在医疗中的实例

下面我们介绍一个大数据在医疗实践中揭示药物之间相互作用的实例。众所周知，很多药物都有副作用，在临床上，医生为病人开药时都尽可能地考虑这些副作用，生产厂家也会把副作用标注在药品说明上。但对于药物之间的相互作用我们缺乏细致的了解，这一方面是因为药物的不同生产厂家没有这方面的资料，当一种药物被批准生产的时候，审批单位只是对这种药物本身的安全性和有效性进行评估，而不对这种药物是否会与其他药物产生相互作用进行审查；另一方面是因为两种或两种以上药物的组合是一个很大的数目，单一的厂家或医疗机构不可能对所有药物的组合进行研究。药物间的相互作用是一个不可忽视的问题，原因在于有很大比例的人口使用两种或两种以上的药物。以美国为例，全国 70 岁以上的人口平均使用 7 种药物，而这些药物又有可能是不同的医生为同一个病人开的，这就增加了药物之间可能产生相互作用的概率。

斯坦福大学的研究人员从美国食品和药品管理局（FDA）的一个公开的关于单一药物副作用的数据库出发，利用大数据对药物间的相互作用进行了研究。这个数据库对病人的信息进行匿名化处理，数据库本身只包含了 3 列数据，分别是药物的名称、针对的疾病和使用者反映的副作用。当研究人员用大数据对这些药物进行分析时发现了一个规律，就是如果一个病人同时使用抗抑郁药 Paroxetine 和降胆固醇药 Pravastatin，其血糖会有所变化，而这两种药物单独使用时都没有改变血糖的作用。进一步的分析发现，同时使用这两种药物会造成血糖上升，但由于 FDA 的数据库是匿名化的，研究人员没有办法进一步地了解病人的具体信息，比如说病人是不是本身就是高血糖人群。于是，研究人员把目光转向斯坦福大学医院自己的数据库，从医院的电子病历中找到了 11 个同时使用以上两种药物的病人，并且有使用药物前后两次的血糖检测结果。对这些病人的详细分析显示了这些人本身并不是糖尿病患者，从而在一定程度上证实了研究人员最初的发现，即同时使用这两种药物会造成普通人群的血糖升高。但仅从 11 个病例就得出这个结论，样本数会不会太少了？于是，斯坦福大学的研究人员又联系了范德比尔特大学和哈佛大学的附属医院，从范德比尔特大学获得了 30 例符合条件的病例，从哈佛大学获得了 100 例相似的病例。对这 141 例病例的分析表明，同时使用以上两种药物会导致血糖平均升高 20mg/dl，而且这个升高的结果具有统计学上的显著性，从而证实了上面的发现。那么 20mg/dl 具有多大的临床意义呢？我们可以和通常采用的临床指南相比较：在空腹情况下测量的血糖一般低于 100mg/dl 为正常值，100mg/dl ～ 125mg/dl 被归为早期糖尿病，而高于 125mg/dl 则被归于糖尿病。由此可见，20mg/dl 的升高在临床上是有意义的，它可能导致病人出现糖尿病症状。

为了进一步验证上述结果是否能在大量人群中被观察到，研究人员和微软公司合作，分析使用了以上两种药物的人是否通过互联网来搜索与糖尿病相关的词条。这背后的理由就是在互联网时代，如果人们感受到了某种健康上的反应，他们很可能会就自己关心的症状去网上搜索。研究人员首先挑选了 50 个与糖尿病密切相关的词条，如疲劳、口渴、头晕、行动迟缓等，然后统计了只搜索 Paroxetine 和以上 50 个词条的频率、只搜索 Pravastatin 和以上 50 个词条的频率，以及同时搜索 Paroxetine 和 Pravastatin 及以上 50 个词条的频率，发现第三种搜索的频率是前两者的 10 倍，从而从另一个方面说明了同时使用 Paroxetine 和 Pravastatin 的病人更容易感受到糖尿病的症状，虽然他们本人还不一定意识到这是血糖升高造成的。

从以上实例我们可以看出，研究人员对大数据的应用是一个发展变化的过程，先是从 FDA 的大数据库中发现一个可能的规律，然后从自己的医院和合作者的医院提取详细的数据来验证这个规律，最后又通过互联网上的数据来证实这个规律。在这个过程中，研究人员利用了三方面的数据来源，其中研究人员特意保证了数据的客观性，即在公开发表研究结果之前，他们先完成了在互联网上对人们搜索 Paroxetine 和 Pravastatin 副作用的统计，这样做的目的在于防止在他们的结果发布后，人们可能会出于好奇或对自身健康的关心而去互联网上搜索，从而人为地造成搜索量的增加，导致研究结果出现偏差。

参考文献

TATONETTI N P, FERNALD G H, ALTMAN R B. A novel signal detection algorithm for identifying hidden drug-drug interactions in adverse event reports[J]. Journal of the American medical informatics association, 2012. 19(1): 79-85.

## 第 2 章

数据预处理

在对数据进行使用前，首先要确保其结构良好、准确可靠。这就是数据预处理过程，包括数据的收集、清洗、整合等一系列步骤。

大数据体量极大，以至于我们无法在单个计算机上对其进行存储和计算。为此，我们需要完成大规模计算系统的搭建，这就需要用到 Hadoop 和 MapReduce。

2.1 数据清洗

在医疗领域，对原始数据的收集往往是以内容为导向的，而对其格式的要求并不严谨。比如，某个病人去一次门诊所产生的数据，有些可能是手写在病历上的，这些数据可能会有缺失，如时间项没有填写；可能会有错误，如姓名项写成了同音字；还有可能遭到损坏，如治疗建议由于字迹潦草已经无法辨认。这样的数据显然不能直接拿来使用，因为错误的数据不可能得到正确的结果。

同时，数据可能有许多不同的来源，尤其那些非结构化的数据，数据之间的格式可能相差甚远。当我们把这些不同来源的数据合并在一起时，就会出现大量的数据缺失和格式混乱。因此数据分析师常说，他们花了 80% 的时间来做数据预处理的工作，包括加载、清洗、转换、合并和重新排列。其中删除错误值、处理缺失值的过程就叫作数据清洗。

当前可用来实现数据预处理的软件工具有很多，在这里我们介绍一个强大、快速、易用且灵活的开源数据处理和分析工具 pandas。pandas 是 Python 的一个第三方库，也就是说，只要掌握了 Python 编程语言的基本用法，就可以很容易地使用 pandas。

pandas 提供了一系列的数据结构和函数，使用它们可以有效地处理结构化、表格化数据，完成数据清洗、整合和计算工作。具体的使用方法可以查阅 pandas 官方网站提供的技术文档，本节的后续内容将重点讲解数据清洗的思路。表 2.1 列出了一些 pandas 统计计算函数示例。

表 2.1   部分 pandas 统计计算函数

函　　数	功　　能
mean()	计算数据样本的算术平均值
var()	计算数据样本的方差
std()	计算数据样本的标准差
cov()	计算数据样本的协方差矩阵
describe()	数据样本基本描述（如均值、标准差等）

下面我们讲解几种可以提高数据准确性和完整性的清洗方法。

2.1.1   处理缺失值

缺失值，顾名思义，是指数据库中空缺的值，图 2.1 是一个示例。处理缺失值的办法主要有删除和插补两种。

时间	医疗卫生机构数(个)	医院数(个)	综合医院数(个)	中医医院数(个)	专科医院数(个)	基层医疗卫生机构(...	社区卫生服务中心(...	街道卫生院数(个)
2011年	954,389	21,979	14,328	2,831	4,283	918,003	32,860	667
2012年	950,297	23,170	15,021	2,889	4,665	912,620	33,562	610
2013年	974,398	24,709	15,887	3,015	5,127	915,368	33,965	593
2014年	981,432	25,860	16,524	3,115	5,478	917,335	34,238	595
2015年	983,528	27,587	17,430	3,267	6,023	920,770	34,321	524
2016年	983,394	29,140	18,020	3,462	6,642	926,518	34,327	null
2017年	986,649	31,056	18,921	3,695	7,220	933,024	34,652	null
2018年	997,433	33,009	19,693	3,977	7,900	943,639	34,997	null
2019年	1,007,579	34,354	19,963	4,221	8,531	954,390	35,013	null
2020年	1,023,000	35,000	null	null	null	971,000	35,000	null

图 2.1   国家统计局医疗相关数据中的缺失值

删除操作包括删除一行和删除一列两种方法。就图 2.1 所示的情况而言，删除一行相当于删掉了一个样本，适用于某一行中的数据缺失关键变量的情况，这样可以去掉质量比较差的样本。比如，2020 年的数据就缺失过多，可以考虑进行删除操作。值得注意的是，删除行会减少样本的总数量，因此有可能对后续的数据分析过程造成影响。

删除一列则是去掉那些缺失值过多的变量，这种操作只应该在中前期处理原始数据时进行，一般在有缺失值的变量与我们要研究的命题相关性不强时使用。比如图 2.1 中的街道卫生院数这个变量，自 2016 年起就不再统计，如果这个数据不是我们关注的重点，就可以进行删除操作。

插补操作的具体方法有很多种，总体思路就是在尽量不影响结果的前提下往缺失处填上合适的值。在缺失数据较少时可以尝试寻找资料手工填补，但这么做的成本非常高。相对而言，使用该变量的平均值或者中位数进行填补则效率高得多。

比较复杂的插补策略有 KNN 方法，即用其他变量定义一个距离概念，然后用与缺失值样本最相近的 K 个样本的变量值确定该样本的变量值。还有线性回归方法，即寻找一个与缺失变量线性相关的其他变量，建立该变量与缺失变量的线性回归模型，然后计算出缺失变量值。

2.1.2　处理异常值

异常值是指数据集中那些偏离了正常取值区间的值，也被称为离群点。用直方图等数据可视化方法有时可以轻松地找到异常值。不过，要高效、自动地找到异常值，往往要借助以下办法。

- 统计描述，既包括做直方图，也包括用分位数判断。所谓分位数，就是在一组从小到大排列的数据中，占据某些特定位置的数据。比如二分位数，就是将数据分为数量相等的两部分的那个数据，也叫中位数。类似地，百分位数就是将数据分为数量相等的 100 份的那 99 个值，记作 $P_1, P_2, \cdots, P_{99}$。通常会把小于 P_5 和大于 P_{95} 的数据作为异常值。
- 3σ 原则，对于那些近似服从正态分布的数据，可以把与平均值相差超过 3 倍标准差的值都视作异常值，因为根据正态分布的性质，这样的值出现的概率小于 0.3%。
- 对数据集进行建模，比如对数据集进行回归分析，把与模型预估值相差比较大的数据值视作异常值。

□ 对数据集进行聚类，将聚类结果中离各个大类距离都比较远的数据值视作异常值。

不过，在找到异常值之后该如何进行处理，则不一而足，应该根据实际情况决定。有时候异常值很少，是由于数据损坏导致的，可以作为缺失值处理。有时候所用的分析算法对异常值不敏感，那么不处理也可以。还有的时候异常值正是我们所需要的关键数据，比如在监控住院病人的生理指标分析其病情变化过程时，可能需要将这部分数据专门提出来进行处理。

如图 2.2 所示为 2019 年世界各国累计感染新冠肺炎的每 10 万人案例数，使用直方图进行描述。可以看出数据整体呈现双峰分布，最左侧是每 10 万人累计感染案例不足 1000 的国家，有 99 个，说明疫情控制得当、总发病率不足 1% 的国家有 99 个。数据的另一个分布高峰在 7000 ~ 8000 之间，这也许说明在疫情控制措施不够严密的情况下，新冠肺炎的发病率是 7% ~ 8%。而最右侧发病率超过 17% 的这个数据就属于异常值。

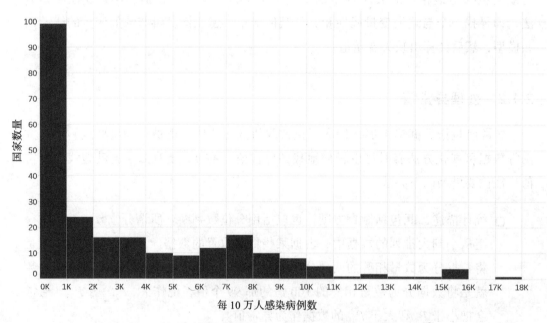

图 2.2　2019 年世界各国每 10 万人感染新冠肺炎病例情况[⊖]

2.1.3　处理噪声

噪声不是指某个或者某些特殊的数据值，而是指那些在观测过程中影响变量的

⊖ 资料来源：世界卫生组织。

观测结果的一些随机误差。比如某个体重秤没有校零，那么凡是由这个体重秤称出的体重数据就都带有这个噪声。我们可以把观测值和真实值之间的关系描述为：

$$观测值 = 真实值 + 噪声$$

有时候噪声太大也可能会导致产生异常值，不过一般情况下，噪声只会在数据上造成微小的扰动。这些扰动可能会使最终的分析结果产生偏差，或者让机器学习模型的性能变差，所以对数据的降噪处理就十分重要。这一步也被称作数据平滑。

分箱法是处理噪声的一种简单好用的方法，其背后的思想很简单，如果扰动是随机的，那么噪声既可能是正值，也可能是负值。若把相邻数据一起处理就可以让正负噪声相互抵消。这个过程分为两步，第一步是装箱，把相邻数据放在一起。第二步是取替代值，可以是箱内数据的平均数、中位数或是箱子的上下边缘值等。

图 2.3 中的数据为各国每 10 万人中累计感染新冠肺炎病例数的一部分，左边是原始数据，通过取整处理得到了右边降噪后的数据。分箱法不仅可以用来降噪，还可以作为离散化方法，用来把连续数据变为分类数据。

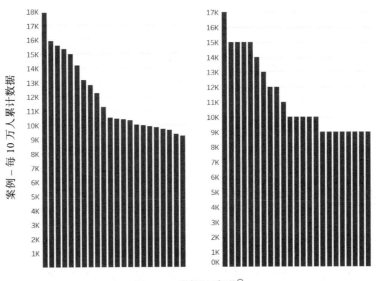

图 2.3　分箱法降噪[⊖]

另一种处理噪声的方法是回归法。与处理缺失值或异常值中提到的一样，回归法需要一个数据稳定可靠的其他变量，且该变量与我们要处理的变量有相关性。回

⊖　资料来源：世界卫生组织。

归法同样也分两步：第一步是对两个变量做回归分析，得到解析表达式；第二步是把我们选择的那个变量的数据值代入表达式中，用计算出的值取代要处理的变量的原始数据值，也就是把所有数据点都落到回归线上去。

如图 2.4 所示，图中横坐标为 2019 年各国新冠肺炎感染病例总数，而纵坐标为各国新冠肺炎死亡病例总数。这两个变量之间存在明显的线性相关性，拟合直线的斜率即为新冠肺炎的死亡率（1.8%）。将图中所有数据点沿着竖直方向移动到拟合直线上，就完成了对死亡病例总数的回归降噪。

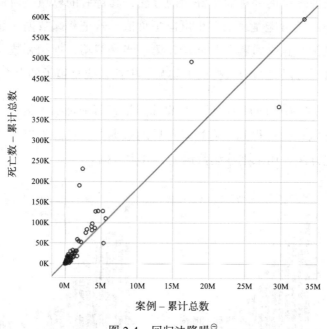

图 2.4　回归法降噪[⊖]

2.2　大规模计算系统搭建

2.2.1　Hadoop

在开始大数据分析之前，我们除了对数据进行预处理以得到稳定可靠的数据之外，还需要完成大规模计算系统的搭建。正如我们在第 1 章中谈到的，大数据是以体量大、类型多、存取速度快、应用价值高为主要特征的数据集合。对于医疗行业，我们面对的是上亿的病例信息，做一次 CT 就可能产生数千幅原始图像，其数

据量达到数百兆甚至更多。我们现在好像已经习惯了处于这样一个大数据时代，但当我们真正面对它的时候，到底应该如何计算和存储这些数据呢？

事实上，谷歌公司早在 2003 年就发表了一篇论文，提出了谷歌文件系统（The Google File System，GFS）。该系统是一种可拓展的分布式文件管理系统，其工作思路是，把拍字节（PB）级别的大文件切开，分成很多个小文件，再将这些小文件每个复制 3 份，存储在不同的机器上。这样，当系统中的一部分机器无法运行时，就可以从剩余机器中获取所需的文件，并且对故障部分进行自动恢复。

正是这篇论文开启了大数据时代的序幕。面对体量庞大的数据，我们的解决方案是：连接许多性能较低甚至常常出故障的机器，把存储和计算工作分配给它们，从而获得一个整体性能非常强大的系统。正是这个思路指导了开源社区的 Apache Hadoop 文件管理系统（HDFS）的设计。

如图 2.5 中的官网描述所示。Apache Hadoop 软件库是一个框架，它允许使用简单的编程模型跨计算机集群分布式处理大型数据集。它旨在从单个服务器扩展到数千台机器，每台机器都提供本地计算和存储。该库本身不是依靠硬件来提供高可用性，而是旨在在应用层上检测和处理故障，从而在计算机集群之上提供高可用性服务，虽然集群中的每台计算机都可能容易出现故障。

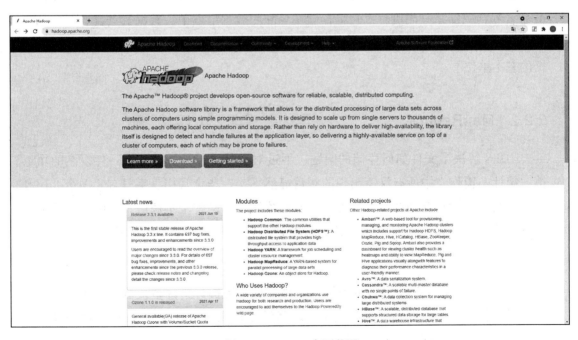

图 2.5　Hadoop 官网截图

从 Hadoop 官网下载程序发行版后，解压即可。在发行版中，编辑文件 etc/hadoop/hadoop-env.sh，定义一些参数如下：

```
# set to the root of your Java
```

输入以下命令，这将显示 Hadoop 脚本的使用文档。

```
$ bin/hadoop
```

接下来就可以用本地模式操作 Hadoop。在这种情况下，Hadoop 是在本地机器上运行，所以只是作为学习和环境调试使用。

如果要真正部署可用的 Hadoop 集群，需要在几十甚至几千台工作机器上全部完成部署。通常，集群中的一台机器被指定为 NameNode，还有一台机器被指定为 ResourceManager，这两台机器是管理者。其他服务（例如 Web App 代理服务器和 MapReduce 作业历史服务器）通常在专用硬件或共享基础架构上运行，具体取决于负载。集群中的其余机器同时充当数据节点（DataNode）和 NodeManager，这些机器是"工人"。其中命名节点是一个用来指挥其他节点存储的节点。任何"文件系统"（FS）都需要具备根据文件路径映射到文件的功能。命名节点就是用来存储这些映射信息并提供映射服务的计算机，充当整个 HDFS 系统中的"管理员"，因此，一个 HDFS 集群中只有一个命名节点。数据节点是用于存储数据块的节点。当一个文件被命名节点识别并分成块时，它将存储在分配的数据节点中。数据节点具有存储和读写数据的功能。存储的数据块类似于硬盘中"扇区"的概念，是 HDFS 中存储数据的基本单位。

2.2.2　MapReduce

HDFS 解决了文件如何存储的问题，不过对文件进行计算仍然是一件复杂的事情。统计一篇作文中所有汉字出现的频数显然不难，毕竟常用汉字只有几千个，而作文的篇幅一般只有 800 多字。可是，若要统计某个医院全年病历文本中所有词汇出现的频数呢？词汇表的规模可能达到几十万条，而文件大小更是可能达到 PB 级别，单台机器就无法处理了。

如上一节所说，解决大数据问题的思路是把任务拆分给许多机器去完成。那么拆分任务就需要一个规范的编程模型，以降低编码成本。在 Hadoop 中，这个模型就是 MapReduce，图 2.6 所示为其官方文档页面截图。

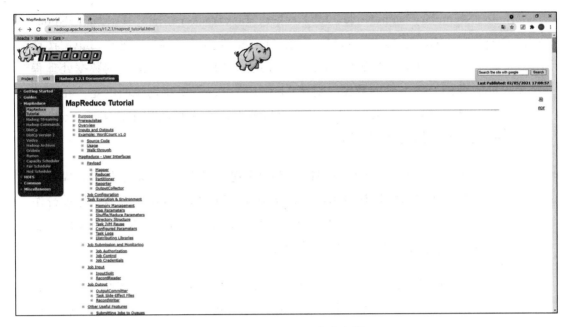

图 2.6　MapReduce 官方文档

Hadoop MapReduce 是一个软件框架，用于轻松编写应用程序。这些应用程序会以可靠、容错的方式在商用硬件的大型集群（数千个节点）上并行处理大量数据（TB 级数据集）。MapReduce 作业通常会将输入数据集拆分为独立的块，这些块由 Map 任务以完全并行的方式处理。该框架对映射的输出进行排序，然后将其输入到 reduce 任务中。通常，作业的输入和输出都存储在文件系统中。该框架负责调度任务，监控它们并重新执行失败的任务。

通常计算节点和存储节点是相同的，即 MapReduce 框架和 Hadoop 分布式文件系统（参见 HDFS 架构指南）运行在同一组节点上。这种配置允许框架在已经存在数据的节点上有效地调度任务，从而在整个集群中产生非常高的聚合带宽。

在 MapReduce 中，一个准备提交执行的应用程序称为"作业（job）"，而从一个作业划分出的运行于各个计算节点的工作单元称为"任务（task）"。此外，Hadoop 提供的分布式文件系统（HDFS）主要负责各个节点的数据存储，并实现了高吞吐率的数据读写。

在分布式存储和分布式计算方面，Hadoop 都是用主 / 从（Master/Slave）架构。在一个配置完整的集群上，想让 Hadoop 这头"大象"奔跑起来，需要在集群中运行一系列后台程序。不同的后台程序扮演不同的角色，这些角色由 NameNode、

DataNode、Secondary NameNode、JobTracker、TaskTracker 组成。其中 NameNode、Secondary NameNode、JobTracker 运行在 Master 节点上，而在每个 Slave 节点上，部署一个 DataNode 和 TaskTracker，以便这个 Slave 服务器运行的数据处理程序能尽可能直接处理本机的数据。对于 Master 节点，需要特别说明的是，在小集群中，Secondary NameNode 可以属于某个从节点；在大型集群中，NameNode 和 JobTracker 被分别部署在两台服务器上。

至少，应用程序通过适当接口和抽象类的实现来指定输入 / 输出位置并提供映射和化简函数。这些函数和其他作业参数构成作业配置。Hadoop 对客户端进行作业，然后将作业（jar/ 可执行文件等）和配置提交给 JobTracker，再然后 JobTracker 承担将软件 / 配置分发到从属、调度任务和监视它们的责任。

MapReduce 框架专门对 <key, value> 对进行操作，也就是说，该框架将作业的输入视为一组 <key, value> 对，并生成一组 <key, value> 对作为输出，可以想象有不同的类型。

该键和值类必须由框架序列化，因此需要实现可写接口。此外，关键类必须实现 WritableComparable 接口以方便框架进行排序。

## 第 3 章

统计学在医疗领域的应用

统计学是指有关收集、整理、分析和解释统计数据，并对其所反映的问题得出结论的科学。数据是统计的对象，统计的目的在于描述和推论。总结叙述收集来的数据称为描述统计学；将资料中的数据模型化，计算它的概率并且做出对于母群体的推论称为推论统计学。推论是科学进步的重要因素，它从观测到的随机变量中得出关于数据的结论，这些结论可以是对关系建立模型，即回归模型，也可以是判断命题的对错，即假设检验。下面我们分别介绍回归模型和假设检验。

3.1 回归模型

回归模型是对统计关系进行定量描述的一种预测性数学模型，它研究的是自变量和因变量之间的关系。针对大量观察或试验所获得的数据样本，研究其中蕴含的相关关系，并给出相关关系的数学表达——假设函数，从而建立回归模型。

回归包括线性回归、逻辑回归、岭回归、套索回归和弹性回归等，以下主要介绍线性回归和逻辑回归。

3.1.1 一元线性回归

一元线性回归是对一维自变量与其所对应的因变量之间的线性关系进行建模，给定数据集 $D=\{(x^1, y^1), (x^2, y^2), \cdots, (x^m, y^m)\}$，样本数据 (x^i, y^i) 的上标为其编号 i，找到一条最能代表这些数据点的直线，使得所有数据点到该直线的距离之和最小，这条直线的函数表达即一元线性回归的假设函数：

$$h_\theta(x) = \theta_0 + \theta_1 x$$

我们可以通过估计值 $h_\theta(x^i)$ 与真实值 y^i 的差的平方 $(h_\theta(x^i) - y^i)^2$ 度量其欧几里得距离（简称"欧式距离"），以衡量数据点与假设函数的直线之间的距离。计算样本平方差的平均值，即"均方误差"，可以用来评价参数 θ_0 和 θ_1 所决定的假设函数 $h_\theta(x)$ 的好坏，即

$$J(\theta_0, \theta_1) = \frac{1}{m} \sum_{i=1}^{m} (h_\theta(x^i) - y^i)^2$$

此函数通常称为损失函数，最小化该损失函数可求得最优的参数组合 θ_0 和 θ_1，求解可以通过最小二乘法，对 $J(\theta_0, \theta_1)$ 中 θ_0 与 θ_1 分别求导，得到

$$\frac{\partial}{\partial \theta_1} J(\theta_0, \theta_1) = \frac{2}{m} \left(\theta_1 \sum_{i=1}^{m} (x^i)^2 - \sum_{i=1}^{m} (y^i - \theta_0) x^i \right)$$

$$\frac{\partial}{\partial \theta_0} J(\theta_0, \theta_1) = 2\theta_0 - \frac{2}{m} \sum_{i=1}^{m} (y^i - \theta_1 x^i)$$

上面两个导数式子等于零时，对应于损失函数可取得最小值的情况，可解得

$$\theta_1 = \frac{\sum_{i=1}^{m} y^i \left(x^i - \frac{1}{m} \sum_{i=1}^{m} x^i \right)}{\sum_{i=1}^{m} (x^i)^2 - \frac{1}{m} \left(\sum_{i=1}^{m} x^i \right)^2}$$

$$\theta_0 = \frac{1}{m} \sum_{i=1}^{m} (y^i - \theta_1 x^i)$$

从而得到对于数据的相关性的最优表达 $h_\theta(x)$，进一步，对于给定的 x，可利用 $h_\theta(x)$ 推断其对应的 y。

3.1.2　多元线性回归

一元线性回归的方法可以推广到更一般的形式——多元线性回归。当自变量个数为 $n(n \geq 2)$ 时，线性回归模型为多元线性回归模型，假设函数为

$$h_\theta(\boldsymbol{x}) = \theta_0 + \theta_1 x_1 + \theta_2 x_2 + \cdots + \theta_n x_n$$

为了简化表示形式，定义 θ_0 是恒等于 1 的变量 x_0 的系数，则假设函数可以表示为

$$h_\theta(\boldsymbol{x}) = \boldsymbol{\theta}^\mathsf{T} \boldsymbol{x}$$

其中，$(\cdot)^\mathsf{T}$ 表示向量或矩阵的转置，$\boldsymbol{\theta} = (\theta_0, \theta_1, \cdots \theta_n)^\mathsf{T}$，$\boldsymbol{x} = (1, x_1, \cdots, x_n)^\mathsf{T}$。给定数据集 $D = \{(\boldsymbol{x}^1, y^1), (\boldsymbol{x}^2, y^2), \cdots, (\boldsymbol{x}^m, y^m)\}$，其中，$\boldsymbol{x}^i = (1, x_1^i, x_2^i, \cdots, x_n^i)^\mathsf{T}$，$x_j^i$ 下标为维度，上标为样本编号，对 D 进行线性回归，损失函数为

$$J(\boldsymbol{\theta}) = J(\theta_0, \theta_1, \cdots, \theta_n) = \frac{1}{m} \sum_{i=1}^m (h_\theta(\boldsymbol{x}^i) - y^i)^2 = \frac{1}{m}(\boldsymbol{y} - \boldsymbol{X\theta})^\mathsf{T}(\boldsymbol{y} - \boldsymbol{X\theta})$$

其中，$\boldsymbol{X} = \begin{pmatrix} 1 & x_1^1 & \cdots & x_{n-1}^1 & x_n^1 \\ 1 & x_1^2 & \cdots & x_{n-1}^2 & x_n^2 \\ \vdots & \vdots & \ddots & \vdots & \vdots \\ 1 & x_1^m & \cdots & x_{n-1}^m & x_n^m \end{pmatrix}$ 是由 $\boldsymbol{x}^i$ 组成的矩阵，$\boldsymbol{y} = (y^1, y^2, ..., y^m)^\mathsf{T}$ 是由 $\boldsymbol{x}^i$ 对应的 y^i 组成的列向量，对向量 $\boldsymbol{\theta}$ 求导，以矩阵形式表达可得

$$\frac{\partial J(\boldsymbol{\theta})}{\partial \boldsymbol{\theta}} = \frac{2}{m} \boldsymbol{X}^\mathsf{T}(\boldsymbol{X\theta} - \boldsymbol{y})$$

令此导数为 0，可求得参数 $\boldsymbol{\theta}$ 的解为

$$\boldsymbol{\theta} = (\boldsymbol{X}^\mathsf{T}\boldsymbol{X})^{-1}\boldsymbol{X}^\mathsf{T}\boldsymbol{y}$$

$(\boldsymbol{X}^\mathsf{T}\boldsymbol{X})^{-1}$ 是矩阵 $\boldsymbol{X}^\mathsf{T}\boldsymbol{X}$ 的逆，在 $\boldsymbol{X}^\mathsf{T}\boldsymbol{X}$ 是满秩或正定的情况下，上式可求得 $\boldsymbol{\theta}$ 的闭式解。而如果数据集中数据量大，求解的复杂度也随之增大，也可使用梯度下降法得到数值解。

梯度下降法首先随机对 $\boldsymbol{\theta}$ 赋初始值，通过沿着损失函数值梯度下降的方向不断迭代 $\boldsymbol{\theta}$，损失函数梯度的方向由对 $\boldsymbol{\theta}$ 的偏导数决定，梯度下降的方向是负的偏导数的方向，梯度下降法中 $\boldsymbol{\theta}$ 的每个维度 θ_j 的更新公式为

$$\theta_j := \theta_j - \alpha \frac{2}{m} \sum_{i=1}^m (h_\theta(\boldsymbol{x}^i) - y^i)x_j^i$$

$\dfrac{2}{m} \displaystyle\sum_{i=1}^m (h_\theta(\boldsymbol{x}^i) - y^i)x_j^i$ 是 θ_j 维度上的梯度，α 是步长，表示每一步移动的大小，减

号表示向梯度下降的方向移动，也就是损失函数减小的方向。按照此方法不断迭代，当达到终止条件时，可近似得到参数 $\boldsymbol{\theta}$ 的数值解。

3.1.3 逻辑回归

逻辑（logistic）回归进一步将线性回归扩展到分类问题。对于二元分类任务，给定数据集 $D = \{(x^1, y^1), (x^2, y^2), \cdots, (x^m, y^m)\}$，每一个 x^i 对应的 y^i 只分为两类，记 $y^i \in \{0,1\}$，通常称 $y^i = 1$ 为正例，$y^i = 0$ 为负例。而线性回归函数产生的预测值 $z = \boldsymbol{\theta}^{\mathrm{T}} \boldsymbol{x}$ 是实值，需要利用函数将 z 转换为 0/1 值。最理想的是使用阶跃函数：当 $z \geq 0$ 时，函数值为 1，否则函数值为 0，但阶跃函数在 $z = 0$ 处不满足连续可导，难以进行回归。阶跃函数常用的替代函数是对数概率函数，也称为 Sigmoid 函数：

$$g(z) = \frac{1}{1 + \mathrm{e}^{-z}}$$

对数概率函数处处连续可导，$g(z)$ 可以理解为 z 被判为正例的概率大小，满足 $z \geq 0$，则 $g(z) \geq 0.5$，判为正例的概率更大，则判为正例 $y=1$，否则，$g(z) < 0.5$，判为负例的概率大，则判为负例 $y = 0$。利用对数概率函数，逻辑回归的假设函数为

$$h_{\theta}(x) = g(\boldsymbol{\theta}^{\mathrm{T}} x) = \frac{1}{1 + \mathrm{e}^{-\theta x}}$$

相当于推断 $\boldsymbol{x}$ 被判为正例的概率。逻辑回归对于假设函数的优化目标是令每一个 x^i 属于其真实类别 y^i 的概率越大越好，即 $y^i = 1$ 时，最大化 $h_{\theta}(x^i)$；$y^i = 0$ 时，最大化 $1 - h_{\theta}(x^i)$。在计算概率时，通常对概率取对数，上述目标可统一写为最大化 $y^i * \log(h_{\theta}(x^i)) + (1 - y^i) * \log(1 - h_{\theta}(x^i))$，相当于最小化损失函数：

$$J(\theta) = -\sum_{i=1}^{m} (y^i * \log(h_{\theta}(x^i)) + (1 - y^i) * \log(1 - h_{\theta}(x^i)))$$

以梯度下降法求 θ 的每个维度 θ_j 的更新公式为

$$\theta_j := \theta_j - \alpha \sum_{i=1}^{m} (h_{\theta}(x^i) - y^i) x_j^i$$

3.2 假设检验

假设检验是一种判断命题对错的统计推断方式，首先对总体分布的某种规律提出一个假设命题，通过样本数据进行推断，根据选定的统计和检验方法计算数据样本的相关统计量，并由此判断提出假设的对或错，接受或拒绝提出的假设。

引例： 为检验某降血糖药品对糖尿病患者是否有效，随机抽取 9 位实验者，记录服药前的血糖值，然后让每位实验者服用该药物，连续服药一周后，在同样的条件下再次记录实验者的血糖值。血糖降低数值（服药前的血糖值－服药后的血糖值）如下（单位为 mmol/L）：

$$1.6, 0.7, -0.2, 1.2, -0.7, 0.1, 2.3, -0.9, 1.5$$

那么根据测试样本能否判断该药品是否有效？

上述问题就是一个假设检验的问题，包含以下要素：

- **总体：** 我们研究的总体是所有糖尿病患者服药一周前后的血糖降低数值的总体，这个总体是理想状态下的，我们没有办法在所有符合条件的人群中做实验。假设总体服从以 μ 为均值，σ^2 为方差的正态分布 $N(\mu, \sigma^2)$，为了分析方便，我们进一步假设方差已知，$\sigma^2 = 0.36$。此时总体的均值 μ 未知。
- **假设命题：** 我们需要选择一个假设命题来检验，这个命题可以是这个药有效，也可以是这个药无效。总体分布的均值 μ 是衡量药是否有效的关键，$\mu = 0$ 表示药无效，$\mu < 0$ 表示吃药后血糖升高了，药起到了副作用，只有 $\mu > 0$ 表示吃药后血糖降低，支持"药有效"这个结论。
- **样本：** 从总体中抽出的 9 个参与实验的人是我们选择研究的样本，我们需要通过样本数据进行推断，判断提出的假设命题的对错。

下面我们以上述问题为例，介绍假设检验的基本步骤。

3.2.1 基本步骤

1. 提出假设

首先需要提出待检验的原假设，记为 H_0，以及备择假设，记为 H_1，这两个假设通常是完全对立的。选择原假设依赖于立场、惯例和方便性，原则是：如果错误地拒绝某一个假设比错误地拒绝其对立的假设带来的后果更严重，则以此假设为原假设。为解释某些现象或者效果的存在性，原假设通常选定为无差异或无效果，这样，拒绝原假设则表示有较强理由支持备择假设，即有差异或有效果。

根据上述原则，对于示例中的问题，原假设可以设定为该药物没有作用。其数学表述为：服药后的血糖降低值 $X \sim N(\mu, \sigma^2)$，$\sigma^2 = 0.36$。

假设检验：$H_0 : \mu = 0$，$H_1 : \mu > 0$。

其中，备择假设 $H_1 : \mu > 0$，表示服药后血糖确实降低了，因此只选择 $\mu > 0$ 这一侧作为备择假设，$\mu < 0$ 则对应于服药后血糖反而升高了，不应作为备择假设，这种只选择一侧的备择假设称为**单边假设**，而 $\mu \neq 0$ 称为**双边假设**。

2. 选择检验统计量和拒绝域

如果样本数据 $\{X_1, X_2, \cdots, X_n\}$ 的统计量 T 的取值大小与原假设 H_0 是否成立有密切联系，就可以将 T 称为该假设检验问题的**检验统计量**，而对应于拒绝原假设 H_0 的样本值的范围称为**否定域**，记为 W，其补集 $\overline{W}$ 称为**接受域**。确定一个检验，需要指定其接受域或否定域。示例中用样本的均值 $\overline{X} = \dfrac{X_1 + X_2 + \cdots + X_n}{n}$ 来估计总体的均值 μ，则 $\overline{X}$ 作为检验统计量，拒绝域为

$$W = \{(X_1, X_2, \cdots, X_n) : \overline{X} \geq C\}$$

$\overline{X} \geq C$，即样本均值大于临界值 C 时，拒绝药物无效的原假设 H_0，接受药物有效的备择假设 H_1。临界值 C 的选择是假设检验问题的关键。

3. 选择显著性水平

由于样本存在随机性，检验不可能 100% 正确，检验结果与真实情况可能不吻合。客观事实只有两种结果，原假设成立或者备择假设成立。而检验的结果也只有两种，接受或者拒绝原假设。因此，如表 3.1 所示，有下列 4 种情况，其中两种检验结果符合实际，另外两种则与实际相悖，对应**两类错误**：**第一类错误**是原假设 H_0 为真，但由于随机性样本观测值落在拒绝域，而拒绝原假设 H_0，犯第一类错误的概率通常用 α 表示，即

$$P\,(拒绝 \ H_0 \,|\, H_0 \ 为真) = \alpha$$

第二类错误是原假设 H_0 为假，即 H_1 成立，但由于随机性，样本观测值落在接受域

中，从而接受原假设 H_0，犯第二类错误的概率通常用 β 表示，即

$$P\left(\text{接受 } H_0 \mid H_0 \text{ 为假}\right)=\beta$$

表 3.1 假设检验两类错误

实际情况	假设检验结果	
	拒绝 H_0	不拒绝 H_0
H_0 为真	第一类错误（假阳性，$P=\alpha$）	推断正确（$P=1-\alpha$）
H_0 为假	推断正确（$P=1-\beta$）	第二类错误（假阴性，$P=\beta$）

在患病检验中，如果发病率较低，通常可以将"被检验者没有患病"作为原假设 H_0。如果检验犯了第一类错误，被检验者无病却被诊断为患病，这种情况也称为**"假阳性"**；如果检验犯了第二类错误，被检验者患病却被诊断为无病，这种情况也称为**"假阴性"**。

在示例中，如果犯了第一类错误，会把原本无降糖效果的药物认定为有效，令使用药物的患者蒙受损失；如果犯了第二类错误，会把原来有效的药物认定为无效，使开发药物的公司蒙受损失。

由于两类错误都会带来一定的损失，我们希望在假设检验时犯两类错误的概率都尽量小。但是由于随机性存在，错误在所难免，而这两类错误是相互对立的：在样本数量固定的情况下，降低某一类错误的概率通常也会导致另一类错误概率的升高。对于示例中的情况，假如我们想降低第一类错误，降低把原本无降糖效果的药物认定为有效的可能性，就要更严格地把关检验条件，提高阈值（比如血糖降低需要大于 1mmol/L 才认定为有效），这样就会提高第二类错误的概率，很多有效果但是没有这么强效的药物会被认定为无效，但是在这个例子中，患者的治疗效果与企业的收益相比，前者确实更为重要，因而更严格的标准是合理的。

先保证第一类错误的概率不超过定值 α，最常用的是 $\alpha=0.05$，根据不同问题的要求，有时也会取更宽松的 $\alpha=0.1$，或更严格的 $\alpha=0.01$，在限制 α 的情况下，使第二类错误的概率尽可能小，此原则也称为**"奈曼 – 皮尔逊原则"**。在假设检验中，如果犯第一类错误的概率不大于 α，则称该检验是**显著性水平**为 α 的显著性检验。

4. 确定拒绝域

根据选定的显著性水平以及检验统计量的分布，可以确定样本的拒绝域。根据

样本观测值计算样本检验统计量的数值，若其落在拒绝域内，表示如果 H_0 为真，则发生概率不大于显著性水平 α 的小概率事件在这次抽样中发生；而我们认为小概率事件不大可能在一次抽样中发生，这就造成了矛盾，以反证法可判断原假设有误，则拒绝 H_0。

在示例中，取显著性水平 $\alpha = 0.05$，按照设定服药后的血糖降低值 $X \sim N(\mu, \sigma^2)$，$\sigma^2 = 0.36$，当 H_0 为真时，$\mu = 0$，等价于

$$\frac{\overline{X}}{\sigma / \sqrt{n}} \sim N(0, 1)$$

此时拒绝域的临界值 C 满足

$$P\left\{\overline{X} \geqslant C \mid \mu = 0\right\} = P\left\{\frac{\overline{X}}{\sigma / \sqrt{n}} \geqslant \frac{C}{\sigma / \sqrt{n}} \mid \mu = 0\right\} = 1 - \varPhi\left(\frac{C}{\sigma / \sqrt{n}}\right) \leqslant \alpha = 0.05$$

其中，$\varPhi(x)$ 是正态分布 $N(0, 1)$ 的累积分布函数，可理解为区间 $(-\infty, x)$ 上的正态分布 $N(0, 1)$ 与 x 轴围成的面积，$\varPhi\left(\dfrac{C}{\sigma / \sqrt{n}}\right) \geqslant 1 - \alpha = 0.95$，则 $\dfrac{C}{\sigma / \sqrt{n}} = \dfrac{C}{0.6 / \sqrt{9}} \geqslant 1.645$，$C \geqslant 0.33$ 也就是只要临界值 $C \geqslant 0.33$，都可以满足犯第一类错误的概率小于 0.05，C 越大，表示标准越严格，犯第一类错误的概率就越小，而犯第二类错误的概率也随之升高，在满足第一类错误符合要求的情况下，兼顾第二类错误，我们取拒绝域临界值 $C=0.33$，即拒绝域是

$$W = \{(X_1, X_2, \cdots, X_n) : \overline{X} \geqslant 0.33\}$$

5. 根据样本得出结论

最后，根据样本计算检验统计量，判断样本是否落入拒绝域，如果落入拒绝域，则拒绝原假设，否则接受原假设。

在示例中，根据样本可以计算出样本平均值 $\overline{X} = 0.52 > C = 0.33$，则根据检验统计量 $\overline{X}$，样本落入拒绝域内，拒绝原假设药物无效，认为药物有效。

另一种做出拒绝或接受假设判断的方法是 p 值法。若 p 值大于 0.05，表示无显著差异，则接受原假设；若 p 值小于 0.05，表示差异显著，则拒绝原假设。p 值法由计算出的 p 值与显著性水平 α 进行比较得出检验的结论，$p < \alpha$ 等价于样本落在

拒绝域内，检验统计量为样本观测值是小概率事件，则在显著性水平 α 下拒绝原假设，称检验结果在水平 α 下是统计显著的；否则接受原假设，检验结果在水平 α 下是统计不显著的。

在示例中，H_0 为真，$\dfrac{\overline{X}}{\sigma/\sqrt{n}} \sim N(0,1)$，则 p 值是检验统计量 $\overline{X} \geqslant 0.52$ 的概率，即

$$p = P\{\overline{X} \geqslant 0.52 \mid \mu = 0\} = 1 - \Phi\left(\frac{0.52}{0.6/\sqrt{9}}\right) = 0.0045 < \alpha = 0.05$$

这个概率远小于显著性水平 α，也就是说在原假设成立的情况下，小概率事件发生了，这是矛盾的，因此拒绝原假设。

3.2.2　检验方法

上面介绍了假设检验的一般过程，根据不同的样本分布情况以及待检验的假设，我们需要使用不同的假设检验方法，常用的假设检验方法有 Z 检验、t 检验、卡方检验、F 检验等，下面分别简要介绍。

1. Z 检验

Z 检验又称 U 检验。在原假设 H_0 成立时，检验统计量服从标准正态分布，若样本含量较大，或样本含量虽小但总体标准差 σ 已知，可采用 Z 检验。Z 检验是用标准正态分布的理论来判断差异发生的概率，以比较两个平均数的差异是否显著。

设 $x_1, x_2, \cdots, x_n$ 是来自正态总体 $N(\mu, \sigma^2)$ 的样本，在总体方差已知的情况下，若检验一个样本平均数 $\overline{x}$ 与总体平均数 μ_0 的差异是否显著，假设 $H_0: \mu = \mu_0$，$H_1: \mu \neq \mu_0$，则检验统计量为

$$Z = \frac{\overline{x} - \mu_0}{\dfrac{\sigma}{\sqrt{n}}} \sim N(0,1)$$

若检验来自两个总体的两组样本平均数的差异性，以判断其总体差异是否显著，则检验统计量为

$$Z = \frac{\overline{x}_1 - \overline{x}_2}{\sqrt{\dfrac{\sigma_1^2}{n_1} + \dfrac{\sigma_2^2}{n_2}}}$$

2. t 检验

在原假设 H_0 成立时，检验统计量服从 t 分布，若样本含量较小，总体标准差 σ 未知，呈正态分布，可采用 t 检验判定两个总体平均数的差异是否有统计学意义。

设 $x_1, x_2, \cdots, x_n$ 是来自正态总体 $N(\mu, \sigma^2)$ 的样本，在总体方差未知的情况下对总体均值进行检验，假设 $H_0: \mu = \mu_0$，$H_1: \mu \neq \mu_0$，令 s 为样本标准差，则检验统计量为

$$t = \frac{\sqrt{n}(\bar{x} - \mu_0)}{s}$$

3. 卡方检验

卡方检验属于非参数检验，用于检验两个变量之间的关联性。在原假设 H_0 成立时，检验统计量服从 χ^2 分布，可采用 χ^2 检验。设 $x_1, x_2, \cdots, x_n$ 是来自正态总体 $N(\mu, \sigma^2)$ 的样本，对其方差的检验，s 为样本标准差，检验统计量为

$$\chi^2 = \frac{(n-1)s^2}{\sigma^2}$$

4. F 检验

在原假设 H_0 成立时，检验统计量服从 F 分布。设 $x_1, x_2, \cdots, x_n$ 是来自正态总体 $N(\mu_1, \sigma_1^2)$ 的样本，$y_1, y_2, \cdots, y_m$ 是来自正态总体 $N(\mu_2, \sigma_2^2)$ 的样本，对两个总体方差进行检验，假设 $H_0: \sigma_1 = \sigma_2$，$H_1: \sigma_1 \neq \sigma_2$。检验统计量 F 等于方差 s_1^2 与 s_2^2 之比，即

$$F = \frac{s_1^2}{s_2^2}$$

3.3 统计软件概述

统计软件利用计算机语言把各种统计分析算法编写成程序，它是基于统计模型并专门用于统计分析的工具，以具体实现数据挖掘、分析和可视化需求，并提供统计模型和检验。常用的统计软件有 SPSS、SAS、R 等。

3.3.1　SPSS

SPSS（Statistical Product and Service Solution）是一个组合式软件包，提供全球领先的数据统计分析、数据挖掘、预测建模产品及解决方案。SPSS 还提供大量机器学习算法和数据文本分析功能，具备开源可扩展性，能无缝部署到应用程序中。

1. 主界面介绍

SPSS 软件有 5 个操作窗口，分别为 sav 数据编辑窗口、spv 结果管理窗口、sps 语法编辑窗口、sbs 脚本窗口、rtf 草稿结果窗口。

图 3.1 所示为 SPSS 的数据编辑窗口，从上往下依次为主菜单栏、常用命令的快捷菜单栏、显示数据的单元格信息栏、数据和变量视图切换栏。

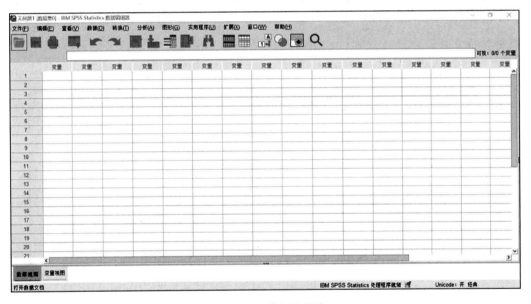

图 3.1　SPSS 数据编辑窗口

通过主菜单栏的"文件"菜单打开数据文件，并选择导入数据文件的类型；通过"分析"菜单选择数据分析方法；通过"图形"菜单将数据可视化为统计图。

图 3.2 所示为 SPSS 的输出结果窗口，右击左侧目录树中的"输出"，选择"导出"，即可对统计结果进行导出。

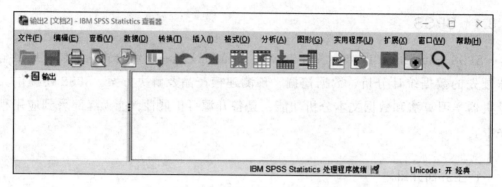

图 3.2　SPSS 的输出结果窗口

2. 回归分析

当数据量较小时，可以在 SPSS 数据编辑窗口的数据视图中手动输入数据。这里通过主菜单栏的"文件"菜单选择导入数据文件的类型，直接从 Excel 将数据导入数据编辑窗口，如图 3.3 所示，数据内容是某公司 1 ～ 11 月的商品销售情况，第 1 列是月份，第 2 列是商品种类，第 3 列是销售数量。可从变量视图查看和修改变量的特征。

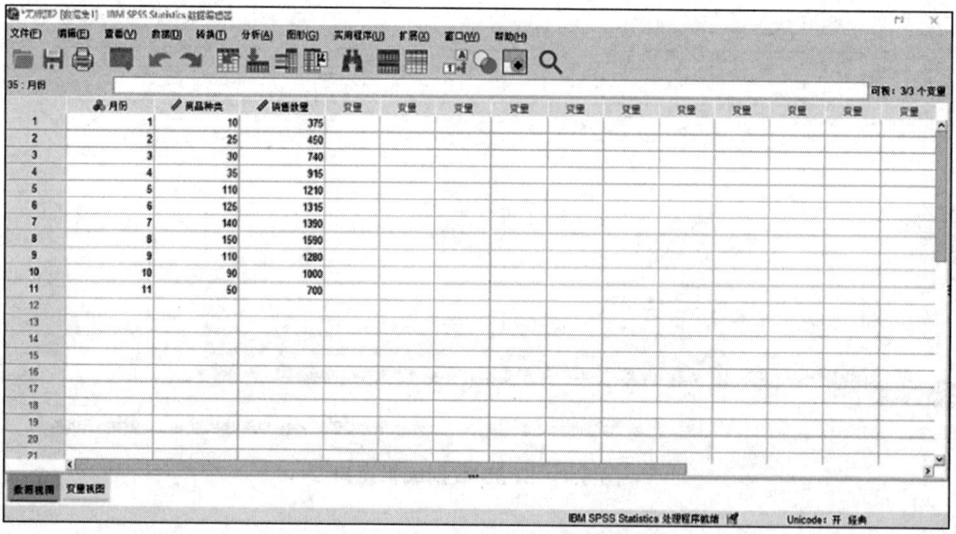

图 3.3　回归分析数据视图

下面通过回归分析说明商品种类和销售数量之间的关系，并且通过目前的数据预测 12 月份的商品销售情况。在主菜单栏中依次选择"分析"→"回归"→"线性"命令，进入线性回归界面，分别把商品种类和销售数量设置为自变量和因变量，如图 3.4 所示。在线性回归界面右上角的"统计"选项中选择残差检验，即德宾－沃森检验，以检验回归模型的准确性，如图 3.5 所示。在线性回归界面右上角的"图"选项中选择输出直方图与正态概率图，如图 3.6 所示，通过这两个图可以确定数据是否存在自相关等情况。其他选项可视目的和情况修改。在线性回归界面点击"确定"按钮后，即可以从输出结果界面查看分析结果，如图 3.7 所示。

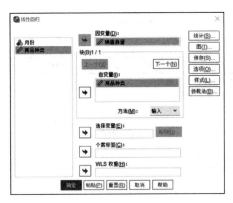

图 3.4　线性回归界面

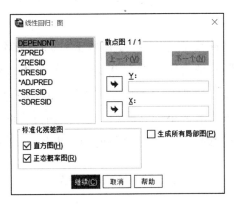

图 3.5　"统计"界面

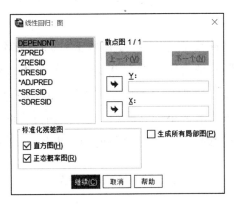

图 3.6　"图"界面

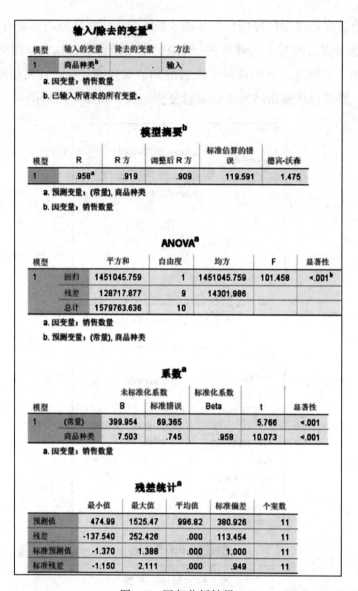

输入/除去的变量[a]

模型	输入的变量	除去的变量	方法
1	商品种类[b]	.	输入

a. 因变量: 销售数量
b. 已输入所请求的所有变量。

模型摘要[b]

模型	R	R方	调整后R方	标准估算的错误	德宾-沃森
1	.958[a]	.919	.909	119.591	1.475

a. 预测变量: (常量), 商品种类
b. 因变量: 销售数量

ANOVA[a]

模型		平方和	自由度	均方	F	显著性
1	回归	1451045.759	1	1451045.759	101.458	<.001[b]
	残差	128717.877	9	14301.986		
	总计	1579763.636	10			

a. 因变量: 销售数量
b. 预测变量: (常量), 商品种类

系数[a]

模型		未标准化系数		标准化系数	t	显著性
		B	标准错误	Beta		
1	(常量)	399.954	69.365		5.766	<.001
	商品种类	7.503	.745	.958	10.073	<.001

a. 因变量: 销售数量

残差统计[a]

	最小值	最大值	平均值	标准偏差	个案数
预测值	474.99	1525.47	996.82	380.926	11
残差	-137.540	252.426	.000	113.454	11
标准预测值	-1.370	1.388	.000	1.000	11
标准残差	-1.150	2.111	.000	.949	11

图 3.7　回归分析结果

由图 3.7 可知，模型摘要表中的 R 方和调整后的 R 方都在 90% 以上，D-W 值为 1.475，说明回归模型的拟合效果是理想的；方差分析 ANOVA 表中的显著性水平小于 0.001，说明回归分析中商品种类和销售数量之间存在显著性的线性关系；系数表中的 t 检验的显著性水平小于 0.001，说明回归方程的系数是显著的，具有统计学意义。由系数表中的数据得出回归分析的回归方程为

$$Y = 399.954 + 7.503X$$

由回归方程和 12 月份商品种类可对 12 月份的销售数量做出相应预测。

回归分析的直方图和正态概率图分别如图 3.8 和图 3.9 所示。由残差图可得残差的分布没有明显的规律性，说明回归分析的数据不存在自相关情况。

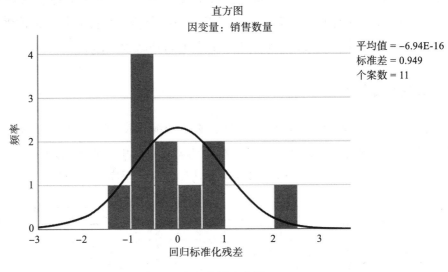

图 3.8　回归分析直方图

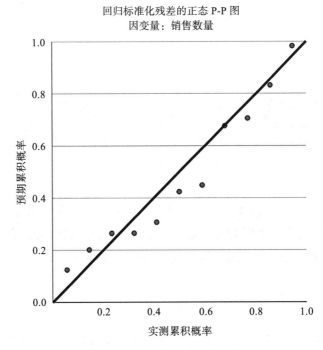

图 3.9　回归分析正态概率图

3.3.2 SAS

SAS（Statistical Analysis System）在国际上被誉为统计分析的标准软件和最权威的统计软件包，在各个领域得到广泛应用。SAS 系统是一个模块化的组合软件系统，由 BASE SAS 模块和多个功能模块组成，基于可视化数据挖掘和机器学习算法，提供从基本统计数的计算到各种试验的方差分析、相关回归分析等多种统计分析过程，把数据挖掘、探索、分析和可视化有机地融为一体。

1. 主界面介绍

图 3.10 所示为 SAS 软件的主界面，有 5 个操作窗口，分别为结果窗口、资源管理器窗口、输出窗口、日志窗口、编辑器窗口。其中日志窗口的主要功能是显示运行程序后的相关信息，输出窗口的主要功能是显示程序运行结果。

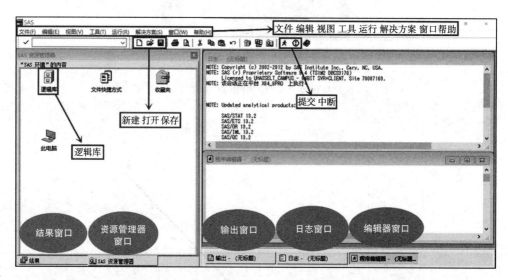

图 3.10　SAS 主界面

SAS 数据集存放于 SAS 数据库中。SAS 的程序结构为数据步 + 过程步，并以 run 结尾。SAS 把大部分常用的复杂数据计算的算法作为标准过程调用，用户仅需要指出过程名及必要的参数。这一特点使得 SAS 编程十分简单。

2. 回归分析

使用 3.1 节中的示例在 SAS 中进行回归分析。编辑器窗口中的程序语句如图 3.11 所示，输出窗口中显示回归分析结果。

```
Data;
    Infile "D:\csc\goods.csv" dsd missover firstobs=2;
    Input x y;
Run;
Proc Reg;
    Model y=x;
Run;
```

图 3.11　一元线性回归分析

3.3.3　R

R 是围绕真正的计算机语言设计的实施统计技术的环境，提供集成的统计工具和统计分析程序，允许用户通过定义新功能来添加其他功能，灵活地进行数据分析。R 是基于的 GNU 系统的一个免费、开源的软件，也是一个提供集成的统计计算和统计制图的优秀工具。

1. 主界面介绍

图 3.12 所示为 R 主界面的控制台，主要功能是输入命令行。例如，在控制台中输入命令行 library(help="stats")，即可查看统计相关程序包 stats 的内部函数。

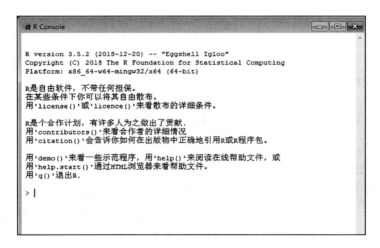

图 3.12　R 主界面

R 是一个集成的统计和分析工具，其特定的分析功能需要使用相应的程序包实现。R 程序包是多个函数的集合，具有详细的说明和示例。调用程序包内的函数与调用 R 内置的函数方式相同。R 的功能极其强大，但是其界面类似于 cmd 界面，不够便捷，为了便于上手，可以使用 R 专用的 IDE，即 RStudio，如图 3.13 所示。RStudio 具有语法高亮、代码自动补全、快捷操作、数据查看等功能。其界面左上方为源码编辑、脚本显示，左下方为代码执行、控制台，右上方为代码历史记录、数据对象列表，右下方为代码组织管理、包安装、更新、绘图。脚本区与运行区域是分离的，以方便修改脚本。

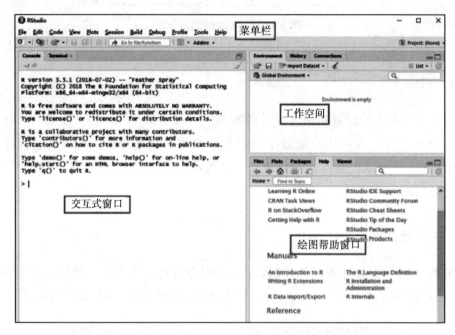

图 3.13　RStudio 的主界面

2. 回归分析

使用图 3.3 中的示例在 R 中进行回归分析，过程和结果分别如图 3.14 和图 3.15 所示，浅色语句表示分析过程，深色语句表示结果。下面我们以图 3.14 中浅色语句的代码为例介绍 R 的使用。首先输入数据并画出散点图，从中看出自变量 x 和因变量 y 之间有明显的线性关系，函数 $\mathrm{lm}(y \sim 1 + x)$ 表示用 x 和常数拟合 y，建立回归分析模型，并命名为 test，得到回归方程。针对 test 模型，我们用函数 abline() 绘制回归曲线，用函数 anova() 进行方差检验。结果中" ***"表示强显著性，在 Signif.codes 中给出了解释。然后使用函数 summary() 进行 t 检验，衡量回归方程系数是否显著，使用函数 confint() 求截距和斜率估计值的置信区间，置信度默认为 95%。最后，使用函数 predict() 预测 12 月份的销售数量，令商品种类为 75，interval="prediction" 表示预测区间，参数 level 表示显著性水平。

```
> x=c(10,25,30,35,110,125,140,150,110,90,50)
> y=c(375,450,740,915,1210,1315,1390,1590,1280,1000,700)
> plot(x,y)
> test=lm(y~1+x)
> test

Call:
lm(formula = y ~ 1 + x)

Coefficients:
(Intercept)            x
    399.954        7.503

> abline(test)
> anova(test)
Analysis of Variance Table

Response: y
          Df  Sum Sq Mean Sq F value    Pr(>F)
x          1 1451046 1451046  101.46 3.369e-06 ***
Residuals  9  128718   14302
---
Signif. codes:  0 '***' 0.001 '**' 0.01 '*' 0.05 '.' 0.1 ' ' 1
> summary(test)

Call:
lm(formula = y ~ 1 + x)

Residuals:
    Min      1Q  Median      3Q     Max
-137.54  -75.19  -22.88   59.60  252.43

Coefficients:
            Estimate Std. Error t value Pr(>|t|)
(Intercept) 399.9537    69.3648   5.766 0.000271 ***
x             7.5034     0.7449  10.073 3.37e-06 ***
---
Signif. codes:  0 '***' 0.001 '**' 0.01 '*' 0.05 '.' 0.1 ' ' 1

Residual standard error: 119.6 on 9 degrees of freedom
Multiple R-squared:  0.9185,    Adjusted R-squared:  0.9095
F-statistic: 101.5 on 1 and 9 DF,  p-value: 3.369e-06

> confint(test)
                 2.5 %      97.5 %
(Intercept) 243.039702 556.867705
x             5.818281   9.188598
> pre=data.frame(x=75)
> test.pre=predict(test,pre,interval="prediction",level=0.95)
> test.pre
       fit      lwr      upr
1 962.7116 680.0449 1245.378
```

图 3.14　回归分析程序及结果

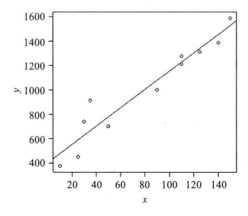

图 3.15　回归曲线

第 4 章

经典传染病模型

本章以传染病传播为例，讨论了基于经典仓室模型的危机蔓延过程建模，然后比较了经典仓室模型在不同网络拓扑结构假设下的参数设置，最后建立了一个具有普适性的仓室演化模型，并在无标度网络环境中进行了危机蔓延的模拟演化。演化结果显示了推行各类危机防控措施的必要性和合理性，同时也从无标度网络出发为研究传统危机防控措施提供了新的思考视角。

4.1 传染病模型概述

传染病（infectious disease）是由各种病原体引起的能在人与人、动物与动物或人与动物之间相互传播的一类疾病。病原体包括细菌、病毒、真菌或寄生虫等，其中细菌和病毒最为常见。这些病原体会侵入人类或动物（宿主）的身体，并不断繁殖，破坏组织，释放毒素，对宿主的身体造成伤害。

在人类历史上，许多传染病对当时及之后的社会、经济、文化都产生了特别巨大的影响，例如鼠疫、麻风病、天花、霍乱、结核、艾滋病、疟疾等。进入 21 世纪以来，由冠状病毒（如 SARS-CoV（2002～2004）、MERS-CoV（2012～）和 COVID-19（2019～））引起的传染病流行，在给全球带来深刻影响的同时，也进一步引起了各国政府及学术界对于传染病研究的重视。

在对传染病的相关研究中，建立传染病数学模型是很重要的一环。比较常见的传染病数学模型包括基于数据建立的概率统计模型及基于机理分析建立的动力学模型。在传染病动力学模型中，最常使用的是传染病仓室模型，而传染病仓室模型又可分为确定性仓室模型和随机性仓室模型。

本章将首先介绍经典的确定性传染病仓室模型，主要有微分方程模型，然后介绍随机性仓室模型中的复杂网络传染病模型。

4.1.1　传染病仓室模型

在经典的传染病模型中，通常假定人群可以根据疾病的阶段分为不同的类别（或称仓室，compartment），例如：易感人群（Susceptible），他们易受感染；感染人群（Infectious），他们已被感染并具有传染性；康复及死亡人群（Recoverd/Removed），他们可能已康复或因传染病而死亡。此外，还可以根据个体的其他状态给出其他类别，如免疫人群（Immune）等。

在仓室模型中，一般假定人群的数量是固定的，设为 N。最简单的一个两态模型——SIS 模型，其中包含两个可能的状态转换。第一个转换，即 $S \rightarrow I$，表示某一易感个体接触已被感染的个体且被感染，成为感染个体；第二个转换，即 $I \rightarrow S$，表示某一感染个体康复，重新成为易感人群中的一员。由此可见，在 SIS 模型中，假定了这种传染病不可被免疫，因此，每个个体均可重复感染并康复。另一个简单模型是 SIR 模型，它包含了 S、I 和 R 三种状态。在 SIR 模型中，$I \rightarrow S$ 的转换被替换为 $I \rightarrow R$，这表示了两种可能：一是被感染者康复并且获得了永久免疫；二是被感染者死亡。

在上述两个仓室模型中，都包含了两个过程，即感染和康复。从是否需要与其他个体有接触或互动的角度来看，感染的过程（$S \rightarrow I$）显然是需要的，而康复的过程（$I \rightarrow S$ 和 $I \rightarrow R$）则是不需要的。因此，个体之间的接触和互动模式也是在研究传染病模型时必须考虑的特征。在实际应用中，患者感染时间的分布和不同仓室之间的转移概率可以通过对临床数据的分析得到，但在简单模型中，往往会假定转移概率为常数。

由于康复的过程一般不涉及不同个体间的接触与互动，因此我们先考虑康复的过程。若时间离散，定义康复概率为 μ，则任意感染者在单位时间内都有 μ 的概率康复，那么平均的感染时间为 μ^{-1}。若时间连续，且假定人群康复的过程是一个速率为 μ 的泊松过程，则个体感染状态持续的时间 τ 服从指数分布 $P_{inf}(\tau) = \mu e^{-\mu t}$，平均感染时间也为 μ^{-1}。

相比之下，感染的过程（$S \rightarrow I$）对应的转移概率的构成则较为复杂，与所选取的模型近似等因素有很大的关联。但是，获取大量的个体之间接触和相互作用的数据是很难的，因此在缺少此类详细数据的情况下，最基本的方法是采用均匀混合假设，该方法假定个体之间相互作用是随机的。在这种假设下，一个人接触的感染者越多，被传染的可能性也就越大。因此，可以定义感染概率 α，用来表示单位时间内一个易感个体被感染的概率或风险：

$$\alpha = \beta \frac{N^I}{N}$$

其中，β 代表个体单位时间内与其他个体充分接触的次数（充分即足够被传染），它取决于特定的疾病以及人群的接触模式。$\beta = \hat{\beta}k$，其中 $\hat{\beta}$ 为每次接触时感染者传染给易感者的概率，k 为单个个体单位时间内接触的其他个体数量，在网络理论中，k 对应于网络中的平均度 $\langle k \rangle$。N^I 为群体中感染个体的数量。因此，α 与人群中感染者的比例 $\rho^I = N^I / N$ 成正比。在这种情况下，若其他因素不变，而群体规模增大，那么感染概率会变小。接下来，将基于上述的感染概率和康复概率，对几种经典的传染病仓室模型给出描述。

（1）SIS 模型

由上述分析可知，仓室模型中的每个转换都可以用一个适当的概率来定义。如图 4.1 所示为简单的 SIS 模型，不同的色块代表不同的仓室，而箭头代表仓室之间的转换，根据不同的概率随机发生。

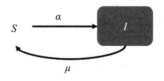

图 4.1　SIS 模型

SIS 模型可由下面的反应来描述：

$$S + I \xrightarrow{\alpha} 2I$$
$$I \xrightarrow{\mu} S$$

其中，α 和 μ 分别是感染和康复的概率。在这个模型中，足够大的 α 或足够小的 μ 都能永久维持感染。

（2）SIR 模型

SIR 模型如图 4.2 所示，它可以由一个三仓室的反应过程来描述，即

$$S + I \xrightarrow{\alpha} 2I$$

$$I \xrightarrow{\mu} R$$

对于任意的 α 和 μ，SIR 过程最终总是会趋于结束，只会影响某一部分人口。

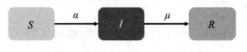

图 4.2　SIR 模型

SIS 模型和 SIR 模型均是传染病长期传播过程的一个基本实例。从长期来看，SIS 模型表现为一个稳定的过程，即流行状态。一个比较好的例子便是普通流感，个体可以反复得病、康复，且很难形成长期有效的免疫。而 SIR 模型并非一个稳定的过程，SIR 模型中的感染者数量总是趋向于 0 的，因为感染者最终会康复并形成免疫，或不幸因病死亡。这一点类似于部分急性传染病，发病较快，发病后一段时间治愈且形成永久免疫，而部分患者会因为染病而死亡。

（3）其他仓室模型

与 SIS 和 SIR 模型的定义类似，还有许多其他的传染病仓室模型。例如 SI 模型，它只考虑 SIS 模型和 SIR 模型中的第一个转换，个体被感染后永远不会离开这个状态，因此是一种极其简化的模型。

但是，为了更好地适应真实疾病的生物学特性，我们需要定义更现实的模型。举例来说，如图 4.3 所示的 SIRS 模型是一个考虑了临时免疫的模型，4 个状态代表易感—感染—康复—易感。SIRS 模型可以通过在 SIR 模型中添加新的转换 $R \xrightarrow{\eta} S$ 得到，其中，η 是康复个体免疫丧失的速率，免疫的丧失会导致该个体重新变得易感。

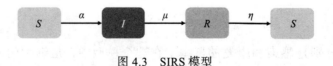

图 4.3　SIRS 模型

另一个 SIR 模型的变体是图 4.4 所示的 SEIR 模型，其中的 4 个状态代表易感—暴露—感染—康复。该模型中考虑了已经感染该传染病但尚不能传染的暴露个体（exposed individual），因此该模型是流感类疾病传播的范例模型之一。其过程可描述如下：

$$S + I \xrightarrow{\alpha} E + I$$

$$E \xrightarrow{\gamma} I$$

$$I \xrightarrow{\mu} R$$

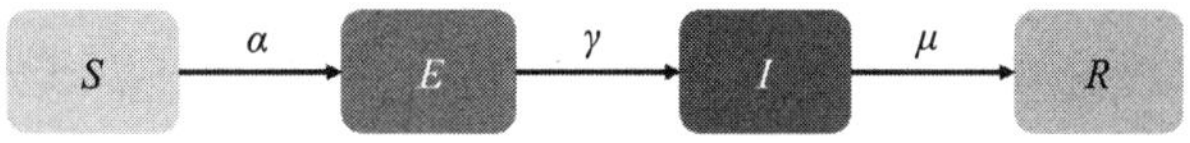

图 4.4　SEIR 模型

上述模型均可推广并考虑人口效应（人口中的出生和死亡过程）、人口年龄结构，以及其他相关环节（如无症状感染者等）。

4.1.2　微分方程描述下的传染病仓室模型

传染病的传播可以描述成反应扩散过程，可以采用差分方程的连续时间极限计算每个仓室内个体数的变化。这种确定性方法依赖于均匀混合假设，即群体中的个体的混合和相互作用是完全随机的，对于处于同一仓室的每个成员是无差别地对待的。在这样一种近似下，传染病状态的全部信息都体现在各仓室所包含的个体总数（如处于仓室 c 的总数为 N^c），或其在人群中的比例（如 $\rho^c = N^c / N$）。

传染病随时间的演化可由确定性的微分方程描述，而这些微分方程的构造基于质量作用定律，即由于相互作用而引起的每个仓室的群体密度的变化率等于感染概率与平均群体密度之积。也可以表述为，由相互作用而引起的每个仓室群体的变化率等于感染概率与群体数之积。下面以 SIS 和 SIR 模型为例，给出这两个模型对应的微分方程及分析。

（1）SIS 模型

若取感染概率为 $\alpha = \beta(N^I/N) = \beta\rho^I$，在基于群体密度的表述下，SIS 模型可以由下面两个式子描述：

$$\frac{\mathrm{d}\rho^S}{\mathrm{d}t} = -\beta\rho^I\rho^S + \mu\rho^I$$

$$\frac{\mathrm{d}\rho^I}{\mathrm{d}t} = \beta\rho^I\rho^S - \mu\rho^I$$

两边同时乘以 N，则得到基于群体数量的描述下 SIS 模型的微分方程，即

$$\frac{\mathrm{d}N^S}{\mathrm{d}t} = -\beta\rho^I N^S + \mu N^I$$

$$\frac{\mathrm{d}N^I}{\mathrm{d}t} = \beta\rho^I N^S - \mu N^I$$

上述方程可以理解为：易感者的数量变化率，等于单位时间内从感染状态康复至易感状态的个体数量减去单位时间内由易感状态转变为感染状态的个体数量；感染者的数量变化率，等于单位时间内从易感状态转变为感染状态的个体数量减去单位时间内从感染状态康复为易感状态的个体数量。

（2）SIR 模型

类似地，基于群体密度的 SIR 模型可由下面的方程描述：

$$\frac{\mathrm{d}\rho^S}{\mathrm{d}t} = -\beta\rho^I\rho^S$$

$$\frac{\mathrm{d}\rho^I}{\mathrm{d}t} = \beta\rho^I\rho^S - \mu\rho^I$$

$$\frac{\mathrm{d}\rho^R}{\mathrm{d}t} = \mu\rho^I$$

两边同时乘以 N，则得到基于群体数量的 SIR 模型的微分方程，即

$$\frac{\mathrm{d}N^S}{\mathrm{d}t} = -\beta\rho^I N^S$$

$$\frac{\mathrm{d}N^I}{\mathrm{d}t} = \beta\rho^I N^S - \mu N^I$$

$$\frac{\mathrm{d}N^R}{\mathrm{d}t} = \mu N^I$$

类似地，上述方程可以理解为：易感者的数量变化率，等于单位时间内由易感状态转变为感染状态的个体数量的负值；感染者的数量的变化率，等于单位时间内从易感状态转变为感染状态的个体数量减去单位时间内从感染状态康复或死亡的个

体数量；康复或死亡的个体数量的变化率，等于单位时间内从感染状态康复或死亡的个体数量。

除了上述的方程外，对于 SIS 模型，可增加方程 $\rho^S + \rho^I = 1$ 或方程 $N^S + N^I = N$；对于 SIR 模型，可增加方程 $\rho^S + \rho^I + \rho^R = 1$ 或方程 $N^S + N^I + N^R = N$。

若考虑在传染病传播初期，感染者比例非常低，$\rho^I \approx 0$，那么 SIS 模型和 SIR 模型的第二个方程均可表示为

$$\frac{d\rho^I}{dt} = (\beta - \mu)\rho^I$$

其解为

$$\rho^I(t) \cong \rho^I(0)e^{(\beta-\mu)t}$$

这个解的形式很好地说明了经典的传染病模型分析中的一个重要概念，即当 $R_0 = \beta/\mu > 1$ 时，受感染个体的数量会呈指数增长。这里，我们定义 R_0 为基本传染数（basic reproduction number），其含义为在完全易感人群中由一例原发性病例引起的继发感染的平均人数。对于许多确定性流行病学模型，当且仅当 $R_0 > 1$ 时，一种传染病才可以在完全易感人群中传播开来。

4.1.3 传染病仓室模型的简单仿真

1. SIS 模型

可以利用 numpy 和 scipy.integrate 模块编程，对 SIS 模型进行仿真，并利用 matplotlib.pyplot 模块进行绘图。仿真时，设定 $\rho^S = 0.99, \rho^I = 0.01, \beta = 0.38, \mu = 0.1$，即基本传染数为 3.8。仿真代码如下，仿真结果如图 4.5 所示。

```python
import scipy.integrate
import numpy as np
import matplotlib.pyplot as plt

# 模型
def SIS_model(y, t, beta, mu):
    s, i = y
    dS_dt = -beta * s * i+mu * i
    dI_dt = beta * s * i - mu * i
    return ([dS_dt, dI_dt])

# 参数初始化
```

```
s0 = 0.99 # ratio
i0 = 0.01 # ratio
beta = 0.38
mu = 0.1

# 仿真时间范围
t = np.linspace(0, 100, 10000)
# 仿真结果
res = scipy.integrate.odeint(SIS_model, [s0, i0], t, args=(beta, mu))
res = np.array(res)
# 绘图
plt.figure(figsize=[6, 4])
plt.plot(t, res[:, 0], label='s(t)')
plt.plot(t, res[:, 1], label='i(t)')
plt.legend()
plt.grid()
plt.xlabel('time')
plt.ylabel('proportions')
plt.title('SIS model simulation')
plt.show()
```

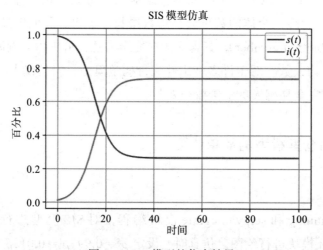

图 4.5　SIS 模型的仿真结果

从图 4.5 可以看出，大约在第 25 天之前，感染者的数量在快速上升，易感者的数量在快速下降。而后，该传染病并没有被消灭，只不过感染者和易感者的比例趋于平衡了，这与 4.1.1 节中提及的 SIS 模型是一个稳定的过程是相一致的。

2. SIR 模型

可以利用 numpy 和 scipy.integrate 模块编程，对 SIR 模型进行仿真，并利用 matplotlib.pyplot 模块进行绘图。仿真时，设定 $\rho^S = 0.99$，$\rho^I = 0.01$，$\beta = 0.38$，$\mu = 0.1$，即基本传染数为 3.8。仿真代码如下，仿真结果如图 4.6 所示。

```python
import scipy.integrate
import numpy as np
import matplotlib.pyplot as plt

# 模型
def SIR_model(y, t, beta, mu):
    s, i, r = y
    dS_dt = -beta * s * i
    dI_dt = beta * s * i - mu * i
    dR_dt = mu * i
    return ([dS_dt, dI_dt, dR_dt])

# 参数初始化

s0 = 0.99 # ratio
i0 = 0.01 # ratio
r0 = 0.0 # ratio
beta = 0.38
mu = 0.1

# 仿真时间范围
t = np.linspace(0, 100, 10000)
# 仿真结果
res = scipy.integrate.odeint(SIR_model, [s0, i0, r0], t, args=(beta, mu))
res = np.array(res)
# 绘图
plt.figure(figsize=[6, 4])
plt.plot(t, res[:, 0], label='s(t)')
plt.plot(t, res[:, 1], label='i(t)')
plt.plot(t, res[:, 2], label='r(t)')
plt.legend()
plt.grid()
plt.xlabel('time')
plt.ylabel('proportions')
plt.title('SIR model simulation')
plt.show()
```

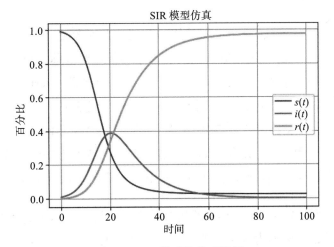

图 4.6　SIR 模型的仿真结果

从仿真结果可以看出，在 20 天以内，感染者的数量在快速上升，易感者数量快速下降。但是与此同时，恢复或死亡者的数量也在不断快速上升。20 天之后，感染者的数量开始快速减少，而易感者的数量依旧保持减少态势，康复或死亡者数量也依旧上升，但是三者数量的变化率都在不断减小。最终，感染者和易感者的数量趋近于 0，康复者或者死亡者的比例趋近于 100%。总体上，这个仿真结果与我们前面的讨论是相一致的。

4.2 复杂网络传染病模型

尽管经典的仓室模型在分析研究中很常用，但在现实世界中，在个体接触有很大异质性的情况下，4.1 节中用来推导传染病确定性方程的假设可能是不够的。对于不同的疾病或传染过程，其传播特征可能具有不同的相关性。因此，在数学建模时，捕获传播中个体接触的模式和结构是很有意义的。这是因为大多数现实世界的系统都有着非常复杂的连接模式，这些模式由重尾分布所描述的大规模异构所主导。网络理论提供了讨论个体间互动的一般框架，给传染病传播的研究提供了全新的角度。

本节将首先对网络理论经进行基本的介绍，给出网络中的相关定义和网络的性质。接着，会基于复杂网络讨论传染病传播模型。

4.2.1 网络的基本概念及度量

1. 网络的基本概念

在数学上，网络被描述为图。图是用来描述一些对象之间关系的一种方法。图由被称为节点（node）的对象构成，这些对象中的某些对被称为边（edge）的链接连接起来。图 G 是一个有序二元组（V, E），其中 V 称为顶集（vertices set），E 称为边集（Edges set），E 与 V 不相交。在图上，若两个节点之间有边相连，则称它们互为邻居（neighbor）。根据边是否具有指向性，可以将图分为有向图和无向图，分别对应有向网络和无向网络。从流行病学的观点来看，网络的方向性确实是相关的，因为它对传染的可能传播路径施加了限制。如图 4.7 所示为无向图和有向图的例子。

图也可以用矩阵描述。最常用的矩阵称为邻接矩阵（adjacency matrix）。若图中有 N 个节点，则邻接矩阵为 $N \times N$ 矩阵，若矩阵中的元素 $a_{ij} = 1$，则表示存在节点

i 到节点 j 的边，反之，若为 0，则无边相连。因此，无向图的邻接矩阵应该是对称矩阵，而有向图的邻接矩阵不一定是对称矩阵。

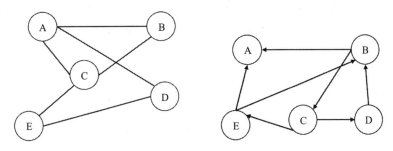

图 4.7 无向图和有向图

下面对图 4.7 中一些结构的概念进行介绍。

- 路径（path）：一条路径就是一个由节点构成的序列，序列中的每个连续节点对都有边连接。路径中的节点可以重复出现，若路径中无重复节点，可称为简单路径（simple path）。

- 环（cycle）：一个环是一条至少包含 3 条边的路径，其中第一个和最后一个节点相同，但其他所有节点都是不同的。

- 连通性（connectivity）：给定一个图，很自然地会问每个节点是否可以通过一条路径到达其他节点。考虑到这一点，我们说一个图是连通的，如果每对节点之间都有一条路径。

- 连通分支（connected component）：节点集的一个子集，该子集具有下述两个属性——这个子集中的每个节点都有到剩余节点的路径；该子集不被具有上一个属性的更大的子集所包含。

- 巨连通分支（giant component）：这是一个非正式术语，指的是包含所有节点中相当大一部分的连通分支。很多时候，一个网络中仅包含一个巨连通分支。一个典型的例子是全世界的友谊网络，这样一个网络很可能不是连通的，因为现实中也会有孤岛存在。但是，在这样一个网络中，却大概率会存在一个非常大的分支，在该分支上的个体可以通过许多不一样的路径到达世界上许多不同的角落，每条路径的终点可能是一个不认识的、完全不同的另一个个体。可以想象的是，这样一个连通分支会非常大，包含了世界上人口的很大一部分。巨连通分量对的概念在传染病的研究中也是有意义的，如果传染病在巨连通分支中爆发，那么它很可能会感染很大一部分人，但如果其在巨连通分支外爆发，那么受感染的人数将会是有限的。

在有向图中，分支的结构更加复杂，因为存在从节点 i 到节点 j 的路径并不一定说明存在从节点 j 到 i 的相应路径。在有向图中，可以分为巨弱连通分支（giant weakly connected component）、巨强连通分支（giant strongly connected component）、巨入连通分支（giant in component）、巨出连通分支（giant out component）等，在这里不赘述。

2. 网络的度量

为了描述复杂网络的拓扑结构上的不同特征，大量的度量方法已经被提出并广泛研究。

（1）最短路径长度和网络直径

为了描述节点之间的距离，提出了最短路径长度（shortest path length）。定义最短路径长度 l_{ij} 为连接两个节点 i 和 j 的最短路径（不一定唯一）的长度。网络直径（network diameter）定义为网络中所有最短路径中的最大值。

（2）度和度分布

度（degree）描述了网络中节点的邻居数量。在无向网络中，节点 i 的度 k_i 表示由节点 i 发出的边数，即 $k_i = \sum_j a_{ij}$。在有向网络中，边存在出和入两种状态，因此度也分为出度（out-degree）k_i^{out} 和入度（in-degree）k_i^{in}。k_i^{out} 表示由 i 出发的边的数量，k_i^{in} 表示到 i 终止的边的数量。

在无向网络中，我们将度分布（degree distribution）$P(k)$ 定义为随机选择的顶点度为 k 的概率，或者在有限网络中，定义为度恰好等于 k 的顶点所占的比例。同理可以定义出度和入度的分布。一个给定顶点的入度和出度可能不是独立的，入度和出度的相关性可由联合概率分布 $P(k^{in}, k^{out})$ 体现，表示随机选择的顶点具有入度 k^{in} 和出度 k^{out} 的概率。考虑度分布的矩也是有意义的，度分布的矩定义为 $\langle k^n \rangle = \sum_k k^n P(k)$。显然，一阶矩即为平均度 $\langle k \rangle = \dfrac{2|E|}{N}$，体现了网络的密度信息。如果一个网络的边数 $|E|$ 最多随网络规模 $|V|$ 线性增长，则该网络称为稀疏网络，否则称为稠密网络。在有向网络中，入度等于出度，平均入度等于平均出度。

（3）度相关性

度相关性（degree correlation）刻画了连节点的度之间的关系。

通过条件概率 $P(k'|k)$ 可以方便地度量二顶点的度相关性，即从一个度为 k 的顶点出发的边连接到一个度为 k' 的顶点的概率。如果这样的条件概率独立于起始节点度 k，则称为不相关网络。在这种情况下，$P(k'|k)$ 可以简单地估计为指向 k' 度顶点的边的数量 $k'P(k')N/2$ 与总边数 $\langle k \rangle N/2$ 的比值。

另一种简单的度相关性的度量方式是对度为 k 的节点的邻居计算平均度，即

$$k_{nn}(k) = \sum_{k'} k'P(k'|k)$$

对于不相关网络，$k_{nn}^{un}(k) = \langle k^2 \rangle / \langle k \rangle$，与 k 无关。因此，$k_{nn}(k)$ 随 k 变化是度相关性的一种体现。对经验网络的分析表明，根据网络的度相关性，可以将网络分为两大类：同配网络（assortative network），$k_{nn}(k)$ 随 k 递增，节点的度越高，其邻居的平均度也越高，而度越高，节点在网络中也就越重要，这说明枢纽节点更容易与枢纽节点存在连接；异配网络（disassortative network），$k_{nn}(k)$ 随 k 递减，节点的度越高，其邻居的平均度越低，这说明枢纽节点更容易与低度节点存在连接。

（4）集聚系数和集聚谱

集聚（clustering）指的是网络的可传递性，即两个节点在共享一个邻居的情况下相互连接的相对倾向。集聚系数（clustering coefficient）c 定义为网络中长度为 3 的环（即三角形）的个数与连接的三元组（由两条边连接的 3 个节点）的个数之比。局部的集聚系数 c_i 可以被定义为节点 i 的邻居间存在的边的实际数量与最大数量的比率，可以以此直接度量顶点 i 的两个邻居也彼此相邻的概率。平均集聚系数 $\langle c \rangle$ 被定义为网络中所有节点的集聚系数 c_i 的平均值。集聚谱（clustering spectrum）$\overline{c}(k)$ 则被定义为 k 度节点的集聚系数的平均值，因此可知平均集聚系数和集聚谱之间的关系为 $\langle c \rangle = \sum_k P(k)\overline{c}(k)$。

（5）中心性和网络中的结构

中心性（centrality）的概念体现了网络中节点的相对重要性，这是社会网络分析中的一个相关问题。基于节点结构重要性的不同指标，人们对中心性提出了许多不同的定义。

最简单的中心性定义是度，称为度中心性。度越高，节点在网络中的影响力或中心程度就越大。

中心性还可基于顶点之间的最短路径来定义。紧密中心性（closeness centrality）定义为节点 i 到所有剩余节点的最短路径的平均值的倒数，即 $CC_i = (n-1)/\sum_j l_{ij}$。紧密中心性反映了某一节点与其他节点之间的接近程度，该节点与其他节点越接近，则其到其他节点的最短路径的均值越小，紧密中心性就越大。

间接中心性（betweenness centrality）定义为一个节点出现在剩余节点间的最短路径上的次数，其定义式如下：

$$BC_i = \sum_{h \neq j} \frac{L_{h,i,j}}{L_{h,j}}$$

其中，h，j 为剩余节点中的任意一对节点，$L_{h,j}$ 为节点 h，j 之间的最短路径的数量，$L_{h,i,j}$ 为这些最短路径中经过节点 i 的数量。因此，间接中间性从控制不同节点间信息流动的角度来衡量中心性，其前提是假设信息会沿着最短路径流动。

另一种描述节点中心性的方法是 K– 核（K-shell）的概念。网络的 K– 核是一个极大连通子图，该子图中所有顶点的度 $k > K$。求 K– 核的算法执行过程如下：首先从完整的网络开始，迭代地删除所有度为 1 的节点，直到只存在度为 2 的节点。被移除的节点集合代表 1– 壳（1-shell），剩下的节点构成 2– 核。在该过程的下一次迭代中，所有度为 2 的节点都被删除（即 2– 壳），剩下 3– 核。重复上述算法，当再应用一次算法就没有顶点时，迭代过程停止。每个节点的中心性可以用其所处的 K– 壳的参数 K 来衡量，因此越先被去除的节点，其中心性越小，尽管它的度可能较大。

需要我们注意的是，真实的网络可能具有较高级别的体系结构，而这些结构很难用某个或几个中心性捕获。许多网络具有社区结构，不同的节点集（称为社区或模块）之间的内部连接密度相对较高，而社区与社区之间的连接则较为松散。给定网络的社区结构计算问题一直是网络科学领域的一个活跃课题，已经有许多不同的方法被考虑，在这里不赘述。

3. 简单图的推广

上文所考虑的图的简单概念可以在不同层次上进行细化，增加更多的复杂性和细节，以便更好地表示所考虑的真实系统。第一个扩展是二部图（bipartite graph），这种图中有两种不同类型的节点，并且边只连接两种不同类型的节点。

另一个重要的推广是加权网络。在加权网络中，实数 w_{ij} 表示顶点 i 和顶点 j 之间的边的权值。加权网络会更加适用于许多现实中的系统，比如运输网络，其中一条边的权值衡量的是在给定的时间间隔内通过这条边运输的人员或货物的比例；或者是社交网络，权值衡量的是节点对之间接触的相对强度或频率。权值的增加允许定义一套完整的新拓扑度量，例如，节点的强度 s_i 可以定义为与其相连的所有边的权值之和，即 $s_i = \sum\limits_j w_{ij}$，从而将度的概念推广到加权网络。

4.2.2 复杂网络上的传染病模型

在经典的传染病模型中，均没有考虑接触网络如何促进传染病的传播。在经典的传染病模型中，利用了均匀混合假设，任何个体都有可能接触，且假设每个个体接触的人群规模差不多。但这两种假设在现实中却不一定成立。在现实中，个体只能将病原体传播给能接触到的人，因此传染病是在一个复杂的接触网络上传播的。此外，接触网络往往是无标度网络，因此假设每个个体接触的人群规模差不多是不合适的。下面讨论在复杂网络上的传染病模型的基础分析，深入的研究可以参考相关专著。

1. 复杂网络上的 SI 模型

若传染病在网络上传播，那么显然与更多边相连的节点更容易接触到已感染个体，也就更容易因为接触而感染。因此，节点的度在传染病建模中具有重要意义。基于度的分块近似理论，可以用节点的度来标识不同的节点。假设度相同的节点在统计意义下是等同的，那么网络上所有度为 k 的节点中的已感染比例为

$$\rho_k^i = \frac{N_k^i}{N_k}$$

其中，N_k 为度为 k 的节点总数，N_k^i 为度为 k 的节点中已经被感染的数量。那么，在所有的节点中，已经被感染的节点的比例应该为

$$\rho^I = \sum_k P(k)\rho_k^I$$

针对不同度的节点，对应的 SI 模型如下：

$$\frac{\mathrm{d}\rho_k^i}{\mathrm{d}t} = \beta(1 - \rho_k^i)k\theta_k^i$$

这个公式与上文中经典模型中的推导很相似，其感染速率正比于有效接触的感染概率 β 未感染节点的比例。但也存在一些差异，例如，原先公式中 $\bar{\beta}=\beta k$，其中的 k 代表平均度，而在这里被替代为每个节点真实的度。又如，在原先的均匀混合模型中，ρ^I 表示整个群体中已经被感染的比例，但在这里被替换为 θ_k^i，表示度为 k 的易感节点的邻居中已经感染的比例。此外，原先的模型中用单个方程描述整个系统随时间的变化情况，但在这里需要联立不同度对应的方程，才可以反映整个系统的情况。

在传染病开始传播时，已感染节点的比例 ρ_i^k 会很小，于是，上述公式中可以忽略 ρ_i^k，那么可以近似于

$$\frac{\mathrm{d}\rho_k^i}{\mathrm{d}t} \approx \beta k \theta_k^i$$

若网络没有度相关性，则 θ_k^i 与 k 无关，公式可以进一步改写为

$$\frac{\mathrm{d}\rho_k^i}{\mathrm{d}t} \approx \beta k \rho_0 \frac{\langle k \rangle - 1}{\langle k \rangle} \mathrm{e}^{t/\tau^{\mathrm{SI}}}$$

其中，ρ_0 为所有节点的初始感染比例（假设比例相同），τ^{SI} 为 SI 模型病原体传播的特征时间，有

$$\tau^{\mathrm{SI}} = \frac{\langle k \rangle}{\beta(\langle k^2 \rangle - \langle k \rangle)}$$

对上面的微分式进行积分，可以得到度为 k 的节点中已感染的比例为

$$\rho_k^i = \rho_0 \left(1 + \frac{k(\langle k \rangle - 1)}{\langle k^2 \rangle - \langle k \rangle} \left(\mathrm{e}^{t/\tau^{\mathrm{SI}}} - 1 \right) \right)$$

从上式可以得到如下的结论：

1）节点的度越大，被感染的概率越大。

2）所有节点感染的比例，可由上式对度积分得到，即

$$\rho^i = \int_0^{k_{\max}} \rho_k^i P(k)\mathrm{d}k = \rho_0 \left(1 + \frac{\langle k \rangle^2 - \langle k \rangle}{\langle k^2 \rangle - \langle k \rangle} \left(\mathrm{e}^{t/\tau^{\mathrm{SI}}} - 1 \right) \right)$$

值得注意的是，上述公式中的特征时间 τ 不仅依赖于 $\langle k \rangle$，还依赖于 $\langle k^2 \rangle$，针对

不同的网络，其会表现为不同的形式，在这里不赘述。

2. 复杂网络上的 SIS 模型

类似地，我们可以推导复杂网络上的 SIS 模型。按照上文的方式，可以得到下面的 SIS 模型中感染比例的微分方程。

$$\frac{\mathrm{d}\rho_k^i}{\mathrm{d}t} = \beta(1-\rho_k^i)k\theta_k^i - \mu\rho_k^i$$

这与 SI 模型的不同之处仅体现在其包含了对于康复节点的建模。在 SIS 模型下，特征时间变为

$$\tau^{\mathrm{SIS}} = \frac{\langle k \rangle}{\beta\langle k^2 \rangle - \mu\langle k \rangle}$$

如果康复率 μ 很大，那么特征时间可为负数，则感染比例会随着时间呈指数级下降。不过，下降的条件不仅取决于康复率 μ 和 $\langle k \rangle$，还通过 $\langle k^2 \rangle$ 取决于网络异质性。

参考文献

[1]　靳祯，孙桂全，刘茂省. 网络传染病动力学建模与分析 [M]. 北京：科学出版社，2014.

[2]　巴拉巴西. 巴拉巴西网络科学 [M]. 郑州：河南科学技术出版社，2020.

[3]　刘茂省. 网络传染病动力学新进展 [M]. 广州：世界图书出版广东有限公司，2016.

[4]　梅珊，王文广，朱一帆，何华，赵翌僮. 面向公共卫生管理的传染病传播建模与仿真研究 [M]. 北京：科学出版社，2018.

[5]　PASTOR-SATORRAS R, CASTELLANO C, VAN M P, et al. Epidemic processes in complex networks[J]. Reviews of modern physics, 2015, 87(3): 925.

[6]　张发，李璐，宣慧玉. 传染病传播模型综述 [J]. 系统工程理论与实践, 2011, 31(9):1736-1744.

[7]　HETHCOTE H W. The mathematics of infectious diseases[J]. Siam Review, 2000, 42(4):599-653.

第 5 章

医疗数据挖掘

数据挖掘（data mining）是计算机科学的重要分支与研究热点，指从数据中挖掘出隐含的并有潜在价值的模式的过程。数据挖掘的对象往往是海量的、不完全的、带有噪声的、模糊的数据，为此，数据挖掘需要综合利用人工智能、机器学习、模式识别、统计学、数据库、可视化等方法，自动化地分析数据，做出归纳性的推理，从中挖掘出潜在的模式，形成知识，从而实现决策优化。

在大数据时代，数据挖掘面对的数据的类型非常丰富，包括结构化、非结构化、半结构化。结构化数据是由二维表结构来表达和实现的数据，严格遵循数据格式与长度规范，主要通过关系型数据库进行存储和管理，如关系数据库中的数据；非结构化的数据指信息没有一个预先定义好的数据模型，或者没有以一个预先定义的方式来组织，如文本、图像数据；半结构化数据介于结构化数据与非结构化数据之间，它并不符合关系型数据库或其他数据表的形式关联起来的数据模型结构，但包含相关标记，用来分隔语义元素以及对记录和字段进行分层，如 JSON、XML 格式的数据。针对不同类型的大数据，数据挖掘综合利用各个领域的技术：数据库技术用于数据的存储与检索；统计技术用于发现数据的模式；机器学习技术用于复杂模式的挖掘；自然语言处理技术用于文字的处理与分析；可视化技术用于对数据的呈现与理解。

数据挖掘是一门交叉学科，它把人们对数据的应用从低层次的简单查询提升到从数据中挖掘模式，凝练知识，从而为决策提供支持。数据挖掘不仅是当前大数据研究的重点与热点，而且已广泛应用于银行、电信、保险、交通、零售、医疗等领域。

5.1   医疗数据挖掘的应用类型和过程

5.1.1   数据挖掘的应用类型

数据挖掘在临床医疗和医学研究中有着多种多样的应用。从应用的类别上来分，可以把它分为以下几类。

1. 异常检测

异常检测是识别异常或超出预期的实例。在最通常的异常检测中我们可以通过查找数据与平均值的偏差来检测其中的异常。在更为复杂的情况下，我们可能需要研究收到的数据中是否有与任何簇或分组都不从属的实例来判断这个实例是否异常；我们也可以把数据点与它应该接近的实例进行比较，以查看它们的特征值是否有很大差异。例如，一个 10 岁儿童的身高体重应该与其他同年龄的儿童相接近，而一个 20 岁成人的身高体重则应与相近年龄的成人组的数据相接近。需要指出的是，异常检测并不意味着检测到的结果都是不好的或异常的，这取决于实际情况。很多时候我们所想检测到的数据其实是好的或所期待的，比如在药物开发中，我们往往想从几十到上百种化合物中检测出有治疗效果的那一个或几个候选药物来进一步研究。如图 5.1 所示是一个异常检测的例子。可以看到，在随机分布的数据中，有一个数据点在纵坐标上远高于其他点，因此我们可以检测这个点为异常。

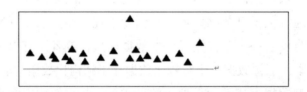

图 5.1   异常检测

2. 探索性数据分析

在探索性数据分析中，我们的目的是从数据中寻找可能存在的规律或模式，在这个过程中我们对数据不做任何假设或模型。在探索性数据分析中，一个重要的环节是以图形方式展示数据，往往我们可以从图像上直观地观察到趋势、异常或数据间的相关性。图 5.2 展示了一个例子，假设我们依次收到了 200 个数据，当我们把这些数据按照收到的顺序用曲线画出来时，可以得到图 5.2a 所示的结果，除了看到数据在 -200 到 200 之间分布，似乎看不出什么其他规律。当我们把这些数据从小到大排序后再画出来时，得到图 5.2b 所示的结果，可是也不能从图中得到直观的感受。当我们用直方图把这 200 个数据画出来时，得到图 5.2c。从这张图上我们注意到，这些数据以零为中心分布，离零越远，数据的量就越小，整个数据的分布呈现中间多、两边少的模式，接近于正态分布。为了进一步验证我们的直觉，我们用 MATLAB 所带的 normplot 函数把数据画出来，normplot 函数的功能是把数据沿从左下到右上这个对角线画出来，如果一个数据集是满足正态分布的，画出的线就是一个严格的直线，并与这个对角线重合，得到图 5.2d。可以看到我们的数据基本符合这一特点，这更加佐证了我们的猜想——这些数据来自一个正态分布。这里需要指出的是，探索性数据分析并不意味着我们必须从数据中发现规律或模式，有可能数据中确实没有任何规律，如果我们硬性要求一定要发现什么规律，可能会犯数据贪婪的错误，也就是从数据中得到实际上不存在的规律。

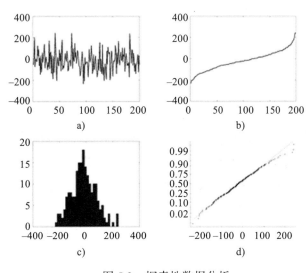

图 5.2　探索性数据分析

3. 构建预测模型

构建预测模型是使用历史数据来创建、处理和验证某个规律以预测未来，通过分析历史数据，我们试图预测将来的事件或风险。图 5.3 展示了一个虚拟的预测模型。我们首先收集到一些历史数据，在不同的时间点上某种数据的数值在图中用实心三角表示。我们的预测任务就是估计在一个未来的时间点，比如图中的 t1，预测的数值会是多少。在构建预测模型的过程中，模型有可能会出假阳性和假阴性的错误，或者给出过高或过低的预测，我们通常要合理地控制模型出错的风险。如果对某一类错误的承受程度低，那么可以调整模型，以尽可能地少犯这一类错误，代价就是这样会增加模型犯另一类错误的概率。

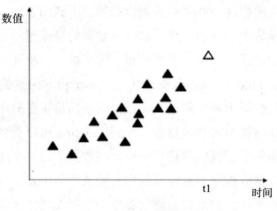

图 5.3　构建预测模型

图 5.3 中实心的三角是历史数据，在预测中我们需要估计在时间 t1 处的数值（空心三角）。

4. 归类

归类的目的是将数据集里的数据准确地分配给已知的分组或簇。在归类任务中，我们已经有了现成的分组，比如在临床中已经有了把一个人可能发生心血管疾病的风险分类为高中低的标准，当新来一个病人时，我们需要对这个病人的一些指标进行检测，然后依据分类标准把这个病人可能发生心血管疾病的风险归于某一类，在此基础上对病人进行合理的管理和治疗。如图 5.4 所示是一个归类的例子，在这个例子里我们已知一些数据来自两类，比如图中的三角形和圆形各代表一类。当收到一个新的数据时，我们依照某些原则或标准把它归于这两类中的一类，其中所采用的归类原则有许多种，比如可以计算新数据到每一类所有的现有数据的距离，然后取平均值，看新数据到两类数据的平均距离哪个更小就将它归于哪一类。或者可以看离新数据最近的一个现有数据属于哪一类，那么我们就认为新数据属于这一类。或者可以根据现有的两类数据来估计它们各自的概率分布，然后看新数据从概率的角度讲更可能属于哪一类。利用这个图例，我们要指出归类问题中的几个注意事项：

1）已有的数据分类可以是不均衡的，在我们这个例子里可以看到属于三角形一类的数据明显多于属于圆形一类的数据。

2）已有的数据的统计特性可以是不一样的，在我们的例子里可以看到三角形数据分布得更广泛，而圆形数据分布得更为集中。

3）在分类中任何模型都有可能出错，我们需要考虑是不是所有的错误都是同样严重的。比如当我们诊断病人是否患有高血压时，要考虑如果把患有高血压的病人误分为正常人群，这个错误的严重程度与把正常人误认为是高血压病人相比，哪一类错误更有危害性。那么，我们在设计归类原则时可以把避免更严重错误作为一个加权项来指导、优化我们的归类算法。

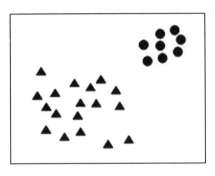

图 5.4　归类

在这个例子中我们已知两类数据在二维空间中的分布，当收到一个新数据时，我们可以按某种原则将它归于两类数据之一。

5. 聚类

聚类是指在数据集中以某种原则把数据分为一类或几类，而在这个过程中，通常没有先验知识告诉我们数据中应该有几类分组。聚类的过程有两层含义，有的时候我们只需要把数据分为几个聚类就达到目的了，接下来就是对每一个聚类进行分析；也有的时候我们在把数据分为聚类后，还会收到新的数据，并需要把新数据分配到聚类中，这时我们的任务就变成了聚类后伴随归类，我们还需要计算聚类之间的边界。在聚类时，我们一般需要先建立一个关于数据的假设，这个假设必须能够定义一个可衡量，即可计算的量，再用这个量来对数据进行分析，把数据聚类。通常这个可计算的量是以某种距离定义的，常见的是欧式距离。在这里，即使我们有了这个可计算的量，通常也不会自动得到聚类的数目，而具体到应该把一个数据集聚类为几组，仍然是依实际情况而定的工作。如图 5.5 所示是一个聚类的例子。其中图 5.5a 显示了一些数据在二维空间上的分布，从图中我们可以看到，数据的分布没有明显的规律，多数数据集中在左下方，只有一个数据处在右上方，而且离其他数据点比较远。如果我们认为应该把这些数据分为两类，并且认为那个右上方的数据因为只有一个，所以不太重要，那我们对数据的聚类结果很可能如图 5.5b 所示，即把左下方的数据分为甲和乙两个聚类，而最右上方那一个数据直接并入聚类乙，这可以是一个合理的聚类。但我们也可以认为因为右上方的单一数据点离所有的其他数据都有明显的距离，也许它自己应该成为一类，这样的话，我们的聚类结果可能如图 5.5c 所示，其中聚类乙只有一个数据点。当我们认为这些数据应该分为 3 个聚类时，结果可能如图 5.5d 所示，这也是一个合理的结果。我们注意到，在图 5.5b和图 5.5d 中，虽然将左下方的数据点都分为甲和乙两个聚类，但这两种情况下聚类甲和乙之间的边界是不同的。这是因为计算它们之间的边界时有的算法会取决于聚类中每一个数据的影响。在图 5.5b 中，聚类乙的数据包括了右上方的那个数据，而在图 5.5d 中，聚类乙不包括这个数据，因此聚类乙的边界有可能不一样。

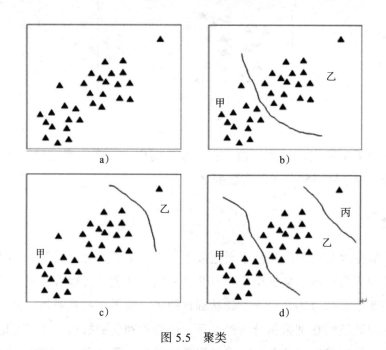

图 5.5　聚类

6. 回归

回归的目的是对数据进行某种拟合，从而得到一个方程或曲线。而当我们收到新的数据时，根据这个方程或曲线可以得到一些观测不到的量。比如我们可以根据人的身高来拟合体重，那么当收到一个新的人的身高的时候，就可以从回归方程或曲线得到这个人的体重。

7. 决策树

决策树是一种用于回归和分类问题的非参数机器学习建模技术。决策树的目的是通过一系列二元或多元决策而得到某个结论。决策树模型是分层的，相当于它的层深。同时每一层都有一定的宽度，决策树的复杂程度由它的层深与层宽决定。如图 5.6 所示是一个决策树的模型。这个模型从上到下共有 4 层，第一层是输入层，只有一个节点。根据这个节点的数值，我们首先做一个二选一的决策到达第二层，在第二层左侧的节点上我们的决策是三选一，在右侧的节点上我们的决策是二选一。在到达一个节点后如果没有更下一层的节点，我们的决策就完成了。在图 5.6 里，我们的决策在第三层就基本完成了，只有当决策到达第三层的第四个节点时，我们还需要再做一个二选一的决策。构建一个决策树一般可以从先验知识出发来决定它的结构，当没有足够的先验知识时，可以尝试不同的决策树结构，测试哪一种结构在现有数据上能给予我们最优的结果。

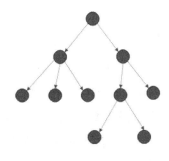

图 5.6 决策树

5.1.2 数据挖掘的过程

数据挖掘的过程没有固定的模式，可以根据不同的数据和应用场景选择不同的数据挖掘过程。虽然没有固定的模式，但数据挖掘过程的目标大体上是一致的，即要保证结果的准确性、完整性、一致性和及时性。要想达到这个目标，就要从保证数据的质和量上着手。常见的数据挖掘过程包括以下步骤。

1. 数据清洗

大多数情况下，数据清洗是数据挖掘的第一步。数据清洗的目的在于剔除不完整或有不合理噪声的数据。这里我们强调一点，噪声在数据中经常是普遍存在的，比如我们测量某个人群的体重时，体重计本身可能会有噪声，记录测量结果的过程中如果四舍五入的话也可能会有噪声。这些噪声往往可以被看作数据的一部分，数据挖掘算法可以考虑这样的噪声的存在。但有的噪声也是明显不合理的，需要去除，比如在应以公斤为单位的体重记录中混入了身高的数据，那么一个合理的体重范围可能被记录为米或厘米，这样的数据需要被清洗。否则，如果直接在挖掘中使用不合理的数据，会导致算法混乱并产生不准确的结果。

2. 数据整合

当数据来自多个数据源时，我们可能需要把数据整合以后再进行挖掘。进行数据整合的目的有多个，比如来自不同机构或仪器的数据对日期的记录可能使用了不同的方式，一个机构记录日期用的是年月日的格式，而另一个机构记录日期用的是日月年的格式，那么我们需要把不同格式的不同数据整合为统一的格式。即使同一个数据库也可能有不同的变量命名约定，导致数据库中数据冗余。可以执行额外的数据清理以消除数据集成中的冗余和不一致，从而保证数据的可靠性。

3. 数据降维

数据降维用于减少数据中冗余的维度。虽然大数据的出发点是从海量的数据中发掘有用的信息，但并不是数据集里每一类数据都是有用的或者能提供独特的信息。在这种情况下，我们使用数据降维来减少数据集里的属性数量。比如我们记录了一个人群的生日、年龄、身高、体重这 4 个维度的信息用于某种数据挖掘。我们可以注意到身高、体重、年龄三者之间没有必然的关联，也就是说这 3 个属性分别提供了独特的信息，但一个人的生日和年龄是高度相关的，换言之，这两个数据属性只提供了一个信息，因此在数据降维中可以去掉生日和年龄中的一个数据。

4. 数据转换

有时，数据的原始形式不适用于数据挖掘，因此我们需要对数据进行转换。在这个过程中，数据将被转换成适合数据挖掘过程的形式。数据转换的常见策略有通过聚类、回归等技术从数据中去除噪声和特异值；对数据的范围进行标准化或归一化；对数值数据的原始值用间隔来代替，比如把用年月日表示的生日用 0 ~ 100 的整数年龄来替换。

5. 数据挖掘

在这一步我们就可以实施数据挖掘了，也就是从大量数据中发现规律和模式。目前，数据挖掘通常以统计和机器学习的方法来实现。在可能的情况下，我们还需要对数据挖掘的结果进行评估和验证。比如当我们用一个医疗机构的数据挖掘到某些规律和模式的时候,可以用另一个医疗机构的数据来验证模式的准确性和适应性。或者我们可以把基于历史数据得到的规律用一个新时期的数据来验证。

5.2 数据挖掘中的常用技术

5.2.1 聚类分析

聚类是将未标签的数据进行分组,分到一组中的数据通常具备某种相似性,而不同的组之间具备一定的差异。聚类是一个建立新认知、创造新标签的过程。聚类技术一般可以分为 3 种。

1. 划分聚类

划分聚类首先创建 k 个划分,k 为要创建的划分个数;然后利用一个循环定位技术通过将对象从一个划分移到另一个划分来帮助改善划分质量。

典型的划分方法包括:K-means、K-medoids、CLARA(Clustering LARge Application)、CLARANS(Clustering Large Application based upon RANdomized Search)、FCM。

2. 密度聚类

密度聚类直接通过密度衡量把数据空间分为很多区域,其中数据密度足够大的就融合起来,密度小的空旷区域则作为分离地带,这样便可以得到形状不规则的聚类,并且它对噪声表现出良好的鲁棒性。

3. 层次聚类

层次聚类有自底向上和自顶向下两种顺序。自底向上就是将每个个体都视作一个簇,然后找出相互之间最接近的簇,将它们合并,反复此过程,直至全部个体合为一个簇。自顶向下则是将全部个体视作一个簇,找出簇中差异最大的部分,将之拆分,直至每个个体都被分作一个簇。层次聚类是一种规则很简单的聚类方法,并不需要人为预设簇数,而且得到的结果是一棵相似树,有很强的解释性。它的缺点是时间复杂度比较大,并且作为一种贪心算法,分类时出现的错误会逐步积累。

5.2.2　K-means 层次聚类

K-means 层次聚类（也叫 K- 均值算法）源于信号处理中的一种向量量化方法，现在则更多地作为一种聚类分析方法被广泛应用于数据挖掘领域。K-means 算法以 K 为参数，把 n 个对象分成 K 个簇，使簇内具有较高的相似度，而簇间的相似度则较低。K-means 的处理过程如下：

1）随机地选择 K 个对象，每个对象初始地代表了一个簇的平均值或中心，即选择 K 个初始质心。

2）对剩余的每个对象，根据其与各簇中心的距离，将它赋给最近的簇；然后重新计算每个簇的平均值。

不断重复这个过程，直到准则函数收敛，同时质心不发生明显的变化。

通常采用平方误差准则，误差的平方和 SSE 作为全局的目标函数，即最小化每个点到最近质心的欧几里得距离的平方和。此时，簇的质心就是该簇内所有数据点的平均值。

这个问题在计算上是 NP 困难的，不过存在高效的启发式算法。一般情况下，都使用效率比较高的启发式算法，它们能够快速收敛于一个局部最优解。这些算法通常类似于通过迭代优化方法处理高斯混合分布的最大期望（Expectation Maximization，EM）算法。而且，它们都使用聚类中心来为数据建模。然而 K-means 倾向于在可比较的空间范围内寻找聚类，EM 算法却允许聚类有不同的形状。K-means 的优点在于简单，易于理解和实现，并且时间复杂度低。它的缺点如下：

1）K-means 要手工输入类数目，对初始值的设置很敏感，所以有了 K-means++、intelligent K-means、genetic K-means 等改进算法。

2）K-means 对噪声和离群值非常敏感，所以有了 K-medoids 和 K-medians 等改进算法。

3）K-means 只适用于 numerical 类型数据，不适用于 categorical 类型数据，所以有了 K-modes 类算法。

4）K-means 不能解决非凸（non-convex）数据，所以有了 kernel K-means 算法。

5）K-means 主要发现圆形或者球形簇，不能识别非球形的簇。

5.2.3　主成分分析的数据降维

降维，即把数据的变量个数降低，把高维空间的数据变成易于观察的二维、三维变量，同时尽量多地保留原数据的信息。这就是对数据进行降维处理。降维通常是机器学习中的一个重要处理步骤，因为通过降维处理可以降低计算量，简化要解决的问题，便于寻找数据的本质结构，甚至可以顺便处理数据中的干扰噪声。降维的结果也可以直接用可视化的工具呈现。

降维的方法主要有两种。一种是变量选择。在进行某项特定的分析工作时，数据中的一些变量可能是冗余的或近似无关的，这类变量往往可以忽略，而重点考察最有代表性的变量。比如在描述一个正方体时，如果已经得到了它的棱长数据，就不需要搜集其体积和表面积的数据了。另一种是特征提取。特征是由一些变量构成的函数。特征的提取使得损失的信息比直接抛弃的变量少。

主成分分析（Principal Component Analysis，PCA）是一种特征提取方法，它本质上是一种线性变换，常常是将高维度数据降维的一种方法。通常这个维度为二维或者三维，便于观测者在可视化的角度观察数据的形态。

如果把 m 个单位的个体，n 个变量的多维数据集看作 m 个分布在标准的 n 维直角坐标系定位的空间中的数据点，这样每个坐标轴（共有 n 个）都是一个变量的维度。主成分分析是要找到一套新的坐标，使得新坐标中第一个坐标轴保有最大的信息量，第二个坐标轴与第一个坐标轴垂直（以免信息重叠），并保有最大的信息量，以此类推。判断坐标轴是否保有最大信息量的方法是，将全部数据投影到这条坐标轴上，当投影长度（变换坐标系后的坐标值）方差最大的时候，说明数据最分散，也就是散度最大，这时样本在此坐标轴上的分布是最为分散的，此时信息量最大。

换言之，主成分分析的线性变化就是找到一个矩阵 P，使得原有的 n 维变量 Y 可以由一个低维度（d 维度，d 通常为 2 或 3）变量 X 线性转化而来，即 $X = YP$。

主成分分析的主要目的就是确保投影后的散度最大，即确定符合散度最大条件的 d 维度 X。按照如下简要的 PCA 算法步骤，即可将 m 条数据从 n 维度降为 d 维度。

1）将 m 条 n 维数据组成 m 行 n 列的矩阵 X。

$$X = \begin{bmatrix} X_{11} & \cdots & X_{1n} \\ \vdots & & \vdots \\ X_{m1} & \cdots & X_{mn} \end{bmatrix}$$

2）将 X 中的每个样本个体 X_j 进行中心化，即分别减去其每个变量列方向的均值。

$$X_j - \frac{1}{m}\sum_{j=1}^{m} X_j$$

3）求协方差矩阵 $X^\mathrm{T}X$。

4）对协方差矩阵 $X^\mathrm{T}X$ 进行特征值分解。

5）取最大的 d 个特征值所对应的特征向量作为投影向量 P 的输出值。特别地，当 $d = 2$ 时，多维数据可以被投影到二维平面。

5.2.4　随机邻域嵌入原理及优化

随机邻域嵌入（Stochastic Neighbor Embedding，SNE）是由 Geoffrey Hinton 和 Sam Rowers 在 2002 年提出的降准算法，以概率分布的视角建模降维过程。SNE 关注的是数据之间的相似性。其独特之处在于，它使用了条件概率来衡量数据点之间的相似性，即给定某个目标数据点，离它越近的点成为它邻居的概率就越高。这个概率模型是正态分布的。降维就是找到一个低维空间，使得数据集在其中分布的条件概率与原先尽可能地接近。

SNE 先将欧几里得距离转换为条件概率来表达点与点之间的相似度。具体来说，给定 N 个高维的数据 $x_1, \cdots, x_N$，SNE 首先是计算概率 $p_{j|i}$，概率的大小正比于 x_i 和 x_j 之间的相似度（这种概率是我们自主构建的），即

$$p_{j|i} = \frac{\exp(-|x_i - x_j|^2 / (2\sigma_i^2))}{\sum_{k \neq i} \exp(-|x_i - x_k|^2 / (2\sigma_i^2))}$$

对于 x_i 和 x_j 在低维度空间所对应的 y_i 和 y_j，不失一般性，我们可指定在低维空间的条件概率下高斯分布的方差，比如令 $\sigma^2 = 0.5$，则低维空间中点 i 选择点 j 作为邻居的概率 $q_{j|i}$ 如下：

$$q_{j|i} = \frac{\exp(-|y_i - y_j|^2)}{\sum_{k \neq i} \exp(-|y_i - y_k|^2)}$$

如果降维的效果比较好，局部特征保留完整，那么对于任意点 i 和点 j 都有 $p_{i|j} = q_{i|j}$，因此我们的优化目标是最小化这两个分布之间的差异，而最常用的衡量分布之

间的差异的方式是 KL 散度（Kullback-Leibler divergences），利用 KL 散度衡量，则目标函数（cost function）如下：

$$C = \sum_i KL(P_i \| Q_i) = \sum_i \sum_j p_{j|i} \log \frac{p_{j|i}}{q_{j|i}}$$

需要注意的是，KL 散度具有不对称性，在低维映射中不同的距离对应的惩罚权重是不同的，具体来说，用距离较远的两个点来表达距离较近的两个点会产生更大的代价，相反，用距离较近的两个点来表达距离较远的两个点产生的代价相对较小。因此，SNE 会倾向于保留数据中的局部特征。求解目标函数，我们需要求得目标函数关于 y 的梯度，可以推导出：

$$\frac{\delta C}{\delta y_i} = 2 \sum_j (p_{j|i} - q_{j|i} + p_{i|j} - q_{i|j})(y_i - y_j)$$

利用梯度下降法，可以通过不断迭代更新 y 以降低目标函数的值。

SNE 算法存在一个问题，就是高维空间中均匀的点投射至低维空间时会变得拥挤，当拥挤到一定程度，就会造成各个簇聚集在一起，无法区分。比如，高维度数据在 10 维空间中，可以有很好的表达，但是进一步降维到 2 维后，没有足够的维度区分不同的簇，高维空间中距离较远的点与较近的点在低维中的距离可能相同，使得类与类之间分不开，无法得到可信的映射。进一步说明：假设一个以数据点 x_i 为中心，半径为 r 的 m 维球，其体积是按 r^m 指数增长的。假设数据点是在 m 维球中均匀分布的，那么维度越大，"球体"内就有更多的点分布在"球面"附近，与点 x_i 的距离分布极不均衡，如果直接将这种距离关系保留到低维，就会出现越靠近球面的点，在低维空间的投影越拥挤的问题。

5.2.5　t 分布随机邻域嵌入原理及优化

t 分布随机邻域嵌入（t-distributed stochastic neighbor embedding，t-SNE）是由 Laurens van der Maaten 和 Geoffrey Hinton 在 2008 年提出的基于 t 分布的 SNE 的改进算法。为了解决 SNE 中的低维空间中数据拥挤的问题，在 SNE 的基础上，算法进行了改进：在高维空间下，依然使用高斯分布将距离转换为概率分布，在低维空间下，我们使用更加偏重长尾分布的方式——t 分布来将距离转换为概率分布，由于 t 分布更注重长尾，因此可以展开那些高维空间中距离中间远，降维后更加拥挤的点，以得到更好的效果。

使用了 t 分布之后的 $q_{j|i}$ 如下：

$$q_{j|i} = \frac{(1+|y_i - y_j|^2)^{-1}}{\sum_{k \neq l}(1+|y_i - y_j|^2)^{-1}}$$

此外，t 分布在计算上复杂度更低。t-SNE 优化目标函数的梯度如下：

$$\frac{\delta C}{\delta y_i} = 4\sum_j (p_{ij} - q_{ij})(y_i - y_j)(1+|y_i - y_j|^2)^{-1}$$

图 5.7 展示了 t-SNE 的有效性，其中，横轴表示距离，纵轴表示概率，可以看到，对于概率高的点，t 分布在低维空间中的距离需要稍小一点；而对于概率低的点，t 分布在低维空间中的距离需要更远。这恰好满足了我们的需求，即在降维后的低维空间中，原来距离较近的点降维后更紧密，原来距离较远的点降维后更加疏远。

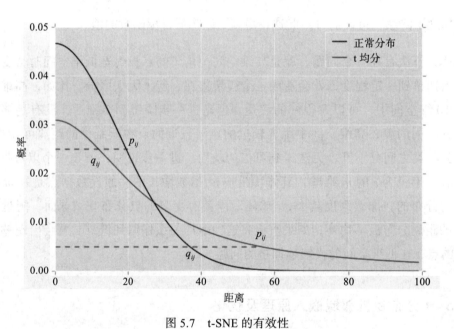

图 5.7　t-SNE 的有效性

5.2.6　t 分布随机邻域嵌入示例

t-SNE 算法是广泛适用于不同场景的降维算法，对数据的整体特征有很好的呈现作用。例如，对各省医疗数据进行 t 分布随机邻域嵌入可得到二维可视化结果，如图 5.8 所示，从聚类的角度来说，在这个降维结果中，数据主要分布在第二象限和第四象限，十分有效地区分了不同类别的数据。

各省份医疗数据

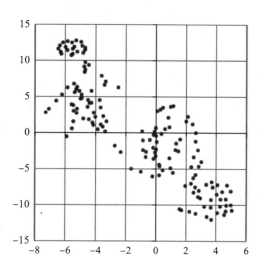

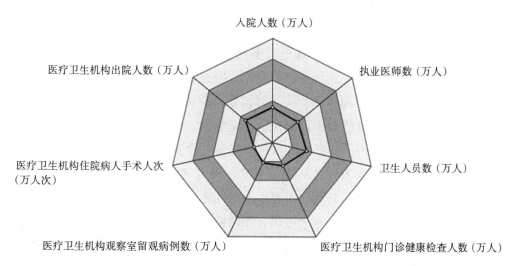

图 5.8 t-SNE 算法

5.3 数据挖掘中需要注意的问题

虽然数据挖掘在合理的应用下可以起到很大的作用，但也要提防对它的过度使用和盲目依靠。在实际使用中，我们要注意几个常见的误区。

1. 混淆相关性和因果关系

在数据挖掘中我们经常希望找到因果关系。比如某个基因的变异导致某种疾病，或某个管理上的措施会提高医院的效益等。数据挖掘似乎也经常能给我们提供这样的因果关系，但我们需要非常小心地验证所得到的因果关系，以确保它不是一种相关性的表现。比如当我们看到基因 a 的变异导致疾病 A 的发生时，要考虑会不会是另外一个因素同时导致基因 a 的变异和疾病 A 的发生，这个因素才是真正的原因，而基因 a 的变异与疾病 A 的发生只不过是具有高度的相关性。这时我们可以考虑有没有办法来调控基因 a 的表达，也许我们可以直接敲掉这个基因，然后观察模型是否发生疾病 A。也许我们还可以用药物来上调 a 的表达，同样来观察模型是否会更多或更少地发生疾病 A。

2. 忽略数据的质量检查

在数据挖掘中，有时我们会迫不及待地进入对数据的分析和建模上，而假设我们所用的数据是完整的、正确的和客观的，从而忽略了对数据的质量检查。这会是很危险的一个情况。当我们的数据质量没有保证的时候，数据挖掘的结果也就没有保证。对数据质量的衡量有不同的定义，通常包括数据的完整性、独特性、及时性、有效性、准确性和一致性。这里完整性指的是数据包含完整的人群或研究对象，同时每一个被包含的人或研究对象下的数据也是完整的，比如当我们想研究一个医院的病人群体的血压和体重的关系时，数据应该包括这个医院 100% 的病人人群，同时每一个病人的血压和体重记录也是完整的。独特性是指每一个数据点都是独特的。利用上面这个例子，我们的数据点是每一个病人，每一个病人在数据库中出现且只出现一次。如果有病人出现了两次，那么这两个数据点就不是独特的了。及时性是指数据的产生时间与我们想要回答的问题是相关的，太旧的数据有时就不满足及时性了。比如我们想用一个医院去年的就诊人数来预测今年的就诊人数，当医院的门前新开通了地铁或交通线路时，那么 12 个月前每天就诊的人数对现在的每天就诊人数就没有直接的预测效应了，原因在于新开通的公交线路可能会带来更多的就诊人数。不仅太旧的数据可能会不满足及时性，太新的数据也存在不满足及时性的问题。比如在乳腺癌的治疗中，一般以乳腺癌诊断后 5 年的生存期为一个判定治疗成功与否的指标，那么如果对一个病人的追踪只有 4 年的话，这个数据就还不满足及时性。有效性指的是我们所记录的数据是不是记录了我们想要的信息类别。比如一个人的生日是不是以年月日的方式记录下来。准确性指的是数据中所记录的信息是不是正确的，比如我们想要研究使用某种药物的病人组群，那么我们记录的病人是不是都是使用了这个药物的人群。一致性指的是数据是不是都以同样的方式记录下来了。判定一致性的一个办法就是数据之间是否可以进行比较，如果可以比较两个或两组数据，那么它们就有一致性，否则数据的一致性不满足要求。

3. 最先的发现不一定是最重要的发现

数据挖掘是一项探索性工作，在挖掘的过程中我们几乎总会发现一些关于数据的模式或关系，这时需要问的问题就是所发现的模式是不是全面的、重要的。在这种情形下，我们特别要提醒自己一点，那就是我们最先找到的规律或模式不一定是数据中唯一的规律或模式，也不一定是最重要的。这时我们需要继续对数据进行处理，在有些情况下，我们可以把已经发现的规律从分析过程中临时去掉，再来寻找数据中是否有其他规律。

4. 过度推广结论

数据挖掘的目的通常是发现规律，并希望这个规律在其他人群、地区或时间段有广泛的适应性，但我们不能假设在数据中观察到的规律可以无条件地推广到其他场景。比如在儿童医院观察到的规律不一定可以推广到面向成人的医院，原因就在于这两个不同年龄段的人群在健康状况和易得疾病上都有显著的不同。同样地，从吸烟人群中得到的结论不一定可以推广到不吸烟人群。

5. 偏爱某个挖掘方法

几乎可以肯定地说，没有一种数据挖掘方法是适合所有数据的。每一种方法都有它潜在的假设，也就是只有当数据统计上的特性满足特定的假设时，某一种方法才适用。我们用一种方法在前次的数据挖掘中获得了好的结果，这并不能保证用同样的方法在下一次还能取得好的结果。这背后的原因有很多，有可能新数据的统计特性变动了，有可能新数据集中多了或少了某一种数据，也有可能数据量变大或变小了，这些原因都有可能造成原来的挖掘方法不再适用。因此我们要格外注意这个问题，不能盲目地认为挖掘方法是一成不变的。

6. 忽略不喜欢的结果

数据挖掘往往是在有假设的情况下进行的，比如我们改变了医院的某个经营方法，我们希望看到这种改变带来效益的提升。但数据挖掘的结果有可能和我们的预期相反，即这种改变并没有带来效益的提升。虽然这不是我们期待的结果，但我们不能因此而忽略这个结果。如果我们人为地忽略数据挖掘的结果，将会在未来的实践中遭遇困难。正确的方法是，持续修改医院的经营方法，然后从数据挖掘的角度来验证新方法是否带来了预期的结果。

7. 不是方法越复杂越好

数据挖掘是非常具有探索性质的工作，在现在的医疗大数据环境下，我们遇到的数据通常具有数据量大、数据形式和性质复杂的特性。这就决定了对这样的数据进行挖掘，所使用的方法往往比较复杂。但我们需要注意的一点是并不是方法越复杂就越好，方法的复杂程度和结果的好坏没有直接关系。根据奥卡姆原则，越简单的方法往往越好。因此我们需要提醒自己在挖掘的过程中关注方法的复杂程度。虽然没有严格的公式或标准来定义对一个数据集来说合适方法的复杂程度应该是怎样的，但根据有关研究的结果，我们可以看到，一个指导原则是数据的量通常应该至少是挖掘方法中参数个数的 10 倍以上。当然这只是一个指导原则，在挖掘过程中还要根据具体情况加以分析。

8. 认为方法可以弥补数据的不足

自从数据挖掘这个概念提出后，数据挖掘方法一直在持续发展中，可以说现在有了数不胜数的方法。但是在数据驱动的领域，数据挖掘的关键在于数据而不是方法。换言之，数据的质量好坏从最根本上决定了数据挖掘的结果。当我们把精力和时间投入方法的设计和开发上时，我们不应忽略对数据质量的保证，这在医疗大数据上尤其重要。原因在于在很多情况下不能通过重复实验来产生数据，比如我们不能同时给一个病人使用两种不同的药物来观察哪一种药物更有效，我们也不能给病人同时采取做手术和不做手术两个治疗方案。那么我们应该尽可能保证医疗数据的质量。

9. 没有实际意义的规律

数据挖掘在很大程度上没有严格的理论支持说我们应该或一定能从数据中得到什么样的规律或模式，因此我们挖掘得到的规律不一定有理论上的证明来说明这个规律的好坏。但一个规律还是可以被检验的，那就是这个规律必须有实践上的意义，否则这个规律就得不到使用。

10. 仓促投入实践

数据挖掘的一个风险是结论被仓促投入实践中，而且没有后续的追踪和修正，这是一个经常被忽视的问题。当数据挖掘得到结果时，人们有时急于将结果用于实践中，而不对应用的效果进行追踪和评估，这样容易掉入数据的陷阱。数据挖掘是一个持续的过程，当我们应用它的结果时，应该继续收集、整理和使用数据，这在时序数据上尤其重要。当新的数据进来时，我们的分析方法和背后的模型都有可能发生改变，也许新的数据应该累积在旧的数据上，也许新的数据应该替换掉数据库里最旧的数据，这些都是我们要关心的。

参考文献

[1] MAATEN L, HINTON G, Visualizing data using t-SNE[J]. Journal of machine learning research, 2008. 9(11): 2579-2605.

[2] HINTON G. ROWEIS S. Stochastic neighbor embedding[J]. Advances in neural information processing systems, 2002. 15.

第 6 章

医疗数据可视化

随着"互联网＋"的迅速发展，医疗大数据不仅数据类型繁多，关系复杂，且呈爆炸式增长，一般的数据可视化方法难以对其进行有效的展示，医疗大数据可视化技术面临巨大挑战。本章概述了数据可视化的概念、目的及分类，介绍了医疗大数据可视化的应用及其研究现状等，对医疗大数据可视化方法研究与普及应用具有重要的参考价值。

6.1 数据可视化概述

6.1.1 数据可视化的概念

相较于文本和数字，人类对图形及图像的处理效率更高，速度更快。有研究表明，有超过 50% 的人脑功能用于对视觉进行感知。因此，图形及图像等可视化符号可以帮助人类更加快捷地获取信息。数据可视化（data visualization）就是将抽象的数据转化为人类更容易感知的图形及图像的过程。通过计算机技术，数据可视化将复杂的、抽象的数据转化为结合图形、符号及颜色等因素的更容易被人脑感知的图像，被转化成可视化图像的数据可以更加直观地传递其包含的信息。而由可视化传递出来的数据信息可以再由用户形成结论或决策，并将有效信息进行传播和应用。

如图 6.1 所示为数据可视化的一般流程。完整的可视化流程就是数据空间到可视空间的映射，包含了原始数据的收集、数据预处理及分析，直到数据可视化的绘制。

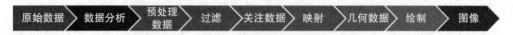

图 6.1　可视化流程[⊖]

6.1.2　数据可视化的目的

数据可视化技术只是将数据转化为可视化图形的手段，以增强数据的可读性，发现数据中存在的实际意义，而提高呈现数据信息的效率及更加便捷地传播有效的数据信息才是数据可视化的最终目的。

数据可视化的目的主要是读出数据中 3 个方面的信息：

1）可视化可以有效地呈现数据的重要特征，在数据中发现客观规律。

2）展示数据间的关系和相关性。

3）清晰地表达数据中的异常值。

例如，英国的一名护理人员弗洛伦斯·南丁格尔（Florence Nightingale），在给提交给上级的报告中加入了大量手绘的表格、图形和地图，让人们意识到当时医疗状况的严峻。其中最为著名的就是"玫瑰图"，如图 6.2 所示。

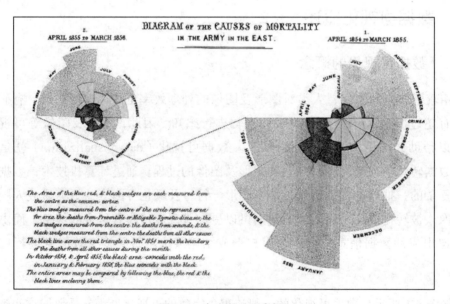

图 6.2　玫瑰图（见彩插）

图 6.2 中统计了战争期间阵亡士兵的各种死因占比，其中粉色表示士兵死于伤口伤势，灰色表示士兵死于可避免的疾病等，褐色表示士兵死于其他因素。整张图样式优美，设计感强烈，表意清晰，不论人们文化水平如何，一眼都看得懂。诚然，色块是以半径与人数成正比绘制的，这放大了差异，因为影响人们直观感受的面积与之成平方。但正是在她的努力之下，英国募资创建了世界上第一所护士学校，继而开创了护理学，它与同时代的微生物学等学科共同推动了现代医学的发展。

数据可视化不仅能增强表达效果，还能帮助研究人员发现和解决问题。例如 1854 年 8 月，英国医生约翰·斯诺（John Snow）研究伦敦的一场霍乱时，为了寻找霍乱的传染方式，他绘制了一张布拉德街的俯视地图，将每一个病例用一个黑点表示，标记在地图的相应位置，然后从地图上寻找可能与之相关联的因素，如图 6.3 所示。在病例最多、最集中的区域，他拆除了一口水井，从而成功地遏制了霍乱，并由此证明霍乱是由不洁的水源引起的。

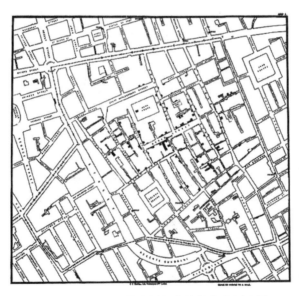

图 6.3　约翰·斯诺绘制的布拉德街病例地图

6.1.3　数据可视化的分类

数据可视化包含 3 个分支，科学可视化（scientific visualization）、信息可视化（information visualization），以及后来演化出的第三个分支——可视分析（visual analytics），如图 6.4 所示。

科学可视化面向的是科学和工程领域的结构化数据，比如空间坐标和几何信息的三维空间测量数据、计算机仿真数据、医学影像数据等。重点探索如何以几何、拓扑和形状特征来呈现数据中蕴含的规律。

信息可视化的处理对象是非结构化、非几何的抽象数据，如金融交易、社交网络和文本数据等。其核心挑战是针对大尺度高维复杂数据如何减少视觉混淆对信息的干扰。

可视分析被定义为以可视交互界面为基础的分析推理科学，将图形学、数据挖掘、人机交互等技术融合在一起，形成人脑智能和机器智能优势互补和相互提升。

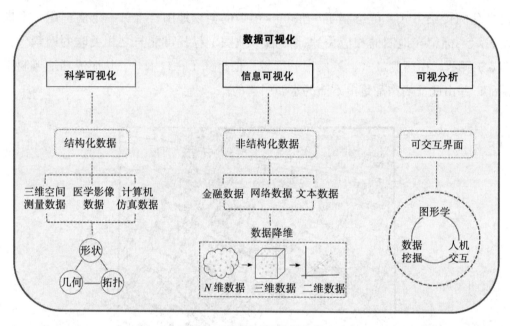

图 6.4 数据可视化的分类

1. 科学可视化

美国计算机科学家布鲁斯·麦考梅克在其 1987 年关于科学可视化的定义中，首次阐述了科学可视化的概念和作用："利用计算机图形学来创建视觉图像，帮助人们理解科学技术概念结果的那些错综复杂而又往往规模庞大的数字表现形式"。

科学可视化是科学之中的一个跨学科研究与应用领域，主要关注的是三维现象的可视化，如建筑学、气象学、医学或生物学方面的各种系统。重点在于对体、面以及光源等的逼真渲染，甚至还包括某种动态（时间）成分。

科学可视化侧重于利用计算机图形学创建客观的视觉图像，将数学方程等文字信息转换大量压缩呈现在一张图纸上，从而帮助人们理解那些采取错综复杂而又往往规模庞大的方程、数字等形式所呈现的科学概念或结果。科学可视化除了有助于公众了解之外，更重要的是便于专家快速了解状况，在同样时间内做出有效的筛选和判断。

此类可视化所使用的数据集可能是液体流型或分子动力学之类的计算机模拟输出，或者经验数据（如利用地理学、气象学或天体物理学设备所获得的记录）。就医学数据（CT、MRI、PET 等）而言，常常听说的一条术语就是"医学可视化"。

科学工作者对数据加以可视化，旨在寻找其中的种种模式、特点、关系及异常情况。

2007 年召开的 ACM SIGGRAPH 科学可视化研讨会，就科学可视化的原理和应用开展了教育培训活动。已经确定的可视化技术方法包括二维、三维及多维可视化技术方法，如色彩变换（color transformation）、高维数据集符号、气体和液体信息可视化、立体渲染、等值线（isoline）和等值面、着色、颗粒跟踪、动画、虚拟环境技术，以及交互式驾驶（interactive steering）等。进一步延伸的主题则包括交互技术、已有的可视化系统与工具、可视化方面的美学问题，而相关主题则包括数学方法、计算机图形学及通用的计算机科学。

2. 信息可视化

信息可视化是由斯图尔特·卡德（Stuart K. Card）、约克·麦金利（Jock D. Mackinlay）和乔治·罗伯逊（George G. Robertson）于 1989 年提出的，它是一个跨学科领域，旨在研究大规模非数值型信息资源的视觉呈现，如软件系统中众多的文件或者一行行的程序代码，以及利用图形学的技术与方法帮助人们理解和分析数据。

信息可视化将数据信息和知识转化为一种视觉形式，从而充分利用人们对可视模式快速识别的自然能力。从某种层面上说，任何事物都可被看作一类信息：图形、表格、地图，以及一些加了文本的流程图，都能为人们提供一种信息传递的方式或手段，甚至能表现出隐喻的事情。

美国马里兰大学教授本·施奈德曼（Ben Shneiderman）把数据分成以下 7 类：

一维数据（1-D）、二维数据（2-D）、三维数据（3-D）、多维（multidimensional）数据、时态数据（TemporaD）、层次（tree）数据和网络（Network）数据。信息可视化方法根据不同的数据也可划分为以下 7 类。

1）一维信息可视化。一维信息是简单的线性信息，如文本或者一列数字。最常见的一维信息可能就是文本文献了。在很多情况下，可视化文本文献不是必要的，因为它们可以很容易地被完整阅读，或者阅读所需要的特定部分。然而在某些情况下，我们需要借助可视化技术增加文本信息的有效性。

2）二维信息可视化。在信息可视化环境中，二维信息是指包括两个主要属性的信息。宽度和高度可以描述事物的大小，事物在 *x* 轴和 *y* 轴的位置表示了它在空间的定位。城市地图和建筑平面图也属于二维信息可视化。

3）三维信息可视化。三维信息引入了体积的概念。许多科学计算可视化都是三维信息可视化，因为科学计算可视化的主要目的就是表示现实的三维物体。计算机模型可以让科学家模拟试验、操作那些现实世界中代价昂贵、实施困难、非常危险或者现实世界中不可能进行的事情。

4）多维信息可视化。多维信息是指在信息可视化环境中的那些具有超过 3 个属性的信息，在可视化中，这些属性的重要性是不可或缺的。

5）时间序列信息可视化。有些信息自身具有时间属性，可以称为时间序列信息。比如，一部小说或者新闻就可以有时间线。学者 Liddy 建立了一个从文本信息中抽取时间信息的系统 SHESS。该系统自动生成一个知识库，这个知识库聚集了关于任何已命名的实体（人、方位、事件、组织、公司或者思想观念）的信息，并且可以按照时间序列组织这些知识，这个时间序列覆盖了知识库的整个周期。

6）层次信息可视化。抽象信息之间的一种最普遍关系就是层次关系，如磁盘目录结构、文档管理、图书分类等。传统的描述层次信息的方法就是将其组织成一个类似于树的节点连接表示。这种表示结构简单直观，但是对于大型的层次结构而言，树形结构的分支很快就会拥挤交织在一起，变得混乱不堪。这主要是由层次结构在横向（每层节点的个数）和纵向（层次结构的层数）上的扩展不成比例造成的。

7）网络信息可视化。目前，Web 上的信息不计其数，这些信息分布在遍及世界各地的数以万计的网站上，网站通过文档之间的超链接彼此交织在一起。不论 Web 现在的规模有多大，它还将继续膨胀。

科学可视化和信息可视化有一定的区别，如表 6.1 所示。科学可视化是空间数据场的可视化。它是人们为了在计算过程、数据处理流程中了解数据的变化情况，通过图形、图像、图表，以及其他可视化手段来检查、分析处理结果数据的过程。在科学可视化中，显示的对象涉及标量、矢量及张量等不同类别的空间数据，研究的重点放在如何真实、快速地显示三维数据场。信息可视化则是指非空间（非结构）数据的可视化，它主要是用图像来显示多维的非空间信息，使用户加深对信息含义的理解，同时利用图像的形象直观性来指引检索过程，加快检索速度。在信息可视化中，显示的对象主要是多维的标量数据，其研究重点在于：设计和选择什么样的显示方式才能便于用户了解庞大的多维数据及它们相互之间的关系，这其中更多地涉及心理学知识、人机交互技术等问题。从图形生成的角度来看，信息可视化的难度要小于科学计算可视化。

表 6.1　科学可视化和信息可视化的区别

类　　别	科学可视化	信息可视化
任务	深入理解自然界中实际存在的科学现象	搜索、发现信息之间的关系和信息中隐藏的模式
数据来源	计算和工作测量中的数据	大型数据库中的数据
数据类型	具有物理、几何属性的结构化数据、仿真数据等	非结构化数据、各种没有几何属性的抽象数据
处理过程	数据预处理—映射（构模）—绘制和显示	信息获取—知识信息多维显示—知识信息分析与挖掘
研究重点	如何将具有几何属性的科学数据真实地表现在计算机屏幕上，主要涉及计算机图形图像等问题，图形质量是其核心问题	如何绘制所关注对象的可视化属性等问题，更重要的问题是如何把非空间抽象信息映射为有效的可视化形式，寻找合适的可视化隐喻
面向的用户	高层次的、训练有素的专家	非技术人员（特定专业领域内）、普通用户
应用的领域	医学、地质、气象、流体力学等	信息管理、商业、金融等

3. 可视分析

数据可视化可以是静态的或交互式的：静态可视化为用户提供了单一视图；交互式数据可视化大屏使用户能够深入研究数据，并提取和检查同一数据集的各种视图，从而选择希望以可视化格式查看的特定数据点。为了能够从数据中获得最佳见解，并从数据分析中获得最大收益，就需要无缝结合可视化分析和数据可视化——两者都很重要，但是没有对方就无法发挥作用；它们共同在分析和理解用户的数据，以及利用它们揭示的见解为用户的企业制定成功的未来战略方面发挥着至关重要的作用。

6.2　医疗数据可视化技术

进入互联网时代，数据量在以越来越快的速度不断增长，在 *Data Science and Big Data Analytics* 一书中提到了大数据洪流的几个主要来源，如图 6.5 所示。

移动传感器　　　社交媒体　　　视频监控　　　视频渲染

智能电网　　　地球物理勘探　　　医学影像　　　基因测序

图 6.5　大数据洪流的几个来源

大数据中增长最快的数据源是社交媒体和基因测序，它们也是非传统的、被用来分析的数据源。此外，医疗保健行业也正在试图利用大数据技术来预测人的一生中容易罹患的疾病，然后使用个性化的医疗方法来防范疾病或减轻这些疾病的影响。这类测试也会标记被测试者对不同药物的反应，以提高人们采用特殊药物进行治疗时的风险意识。

通常，大数据被定义为 5 个 "V"（规模（Volume）、多样（Variety）、速度（Velocity）、价值（Value）、真实（Veracity））。而医疗数据可以说是自动具有了大数据的这些特征，使得医学数据适合于大数据分析。而数据可视化可以大大提高大数据的阅读速度和效率，且大数据可视化在医疗大数据领域中有着非常广泛的应用。

6.2.1　科学可视化应用

大数据的科学可视化技术在医疗领域的应用主要体现在医学影像上。在传统的医学影像中，对影像的判读都是由人工完成的。这个过程不仅花费时间长，而且容易受到读片者的经验、疲劳程度和个人偏差的影响。大数据在医学影像上的一个重要目标就是通过对大数据的建模、分析、量化来帮助医生读片，以减轻医

⊖　资料来源：*Data Science and Big Data Analytics*。

生的劳动强度。在这个方向上，人工智能正在快速发展并扮演着越来越重要的角色。

医疗成像，一类是依靠某种电离辐射设备（如利用 X 射线成像设备或电子粒子成像设备）成像，如图 6.6 所示，另一类是不依靠电离辐射，而是借助超声波成像，相当安全。超声波成像不算很精确的成像技术，在获取图像和判断图像过程中，人的因素影响较大。超声检查的局限性还包括：超声成像无法穿透骨头（比如头骨），也无法穿透具有气体和大面积脂肪的组织，但应该考虑将其作为医学成像技术转变方向应用于更广的领域。

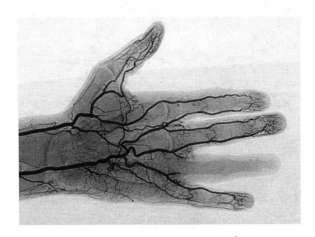

图 6.6　X 射线血管成像技术[⊖]

另一个不依靠电离辐射设备的成像技术是磁共振成像（MRI），如图 6.7 所示。磁共振成像结合高频电磁波和磁场进行特殊成像，可以对全身各部位进行详细的三维成像，还可以在注射静脉造影剂后进行血管造影。

医学图像三维重建在医学诊断中扮演着越来越重要的角色，利用计算机图形学技术将 CT、MRI 等数据图像成像技术所获取的人体信息重构为三维图像，并在计算机中显示出来，这种方法在临床治疗、手术和医学教学方面等有很广阔的应用前景。现阶段，医疗数据可视化方法较多，国际上应用得比较成熟且广泛的主要方法如下。

1）基于商业数据可视化软件二次开发，利用其提供的接口实现，如 Amira、Mimics 等。这些软件十分成熟，能够快速、高质量地实现对医疗体数据的可视化。

⊖　资料来源：http://www.37med.com/news/jkrd/200910/3684.html。

但是商业软件的开发与使用成本非常昂贵，客户端必须安装相应的软件环境才能实现对应的功能。

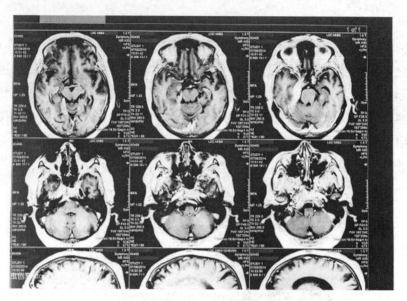

图 6.7　脑部磁共振成像[⊖]

2）基于开源软件包开发，如 VTK、ITK、MITK 或 OpenGL 等，配合 C 语言等编程语言在桌面程序环境中实现建模与绘制。这种方法具有开源免费的优点，能够灵活地实现医疗体数据的可视化。但这样开发的桌面程序不具备跨平台性，软件的升级与维护有困难，提高了用户的使用成本。

可见，传统的医疗体数据可视化方法依赖于桌面环境，开发、维护和使用成本较高。随着 HTML5 标准的提出与大规模应用，基于浏览器的 WebGL 图形技术提供了优良的三维可视化途径。与传统客户端方法相比，WebGL 具有以下优势：

1）平台兼容性。网络平台支持各种操作系统，在代码上实现了统一化开发，用户可以自由选择使用环境，特别是便携式移动终端技术的发展（如智能手机和平板电脑等），跨平台性的优势更加明显。

2）开发灵活性。WebGL 是免费开源的技术标准，降低了开发成本，代码的升级和系统的维护都在服务器端统一处理，减少了客户端的负担，并且网络平台很容易集成到其他业务系统中，可以无缝地为用户提供更加强大的功能。

⊖　资料来源：http://www.js-jk.com/page/content/a8f9277f0639-934f-5e4a-a839-de2128dc。

6.2.2 信息可视化应用

除医疗影像外,医疗大数据还包含其他信息类型繁多的大数据类型,强大而灵活的信息可视化技术可以增强医疗大数据的可读性。为便于对医疗大数据进行进一步的理解和应用,对不同类型的医疗大数据可视化方法进行分类研究显得尤为重要。本节根据数据特点将其分为以下几类。

1. 分类数据信息可视化

分类数据是具有两个或多个类别的变量,但这些类别没有内在排序,也没有时间变化趋势。通常使用一维标量法进行可视化分析。针对不同的分析目的,对于该类数据主要有几种可视化图形,如图 6.8 所示。

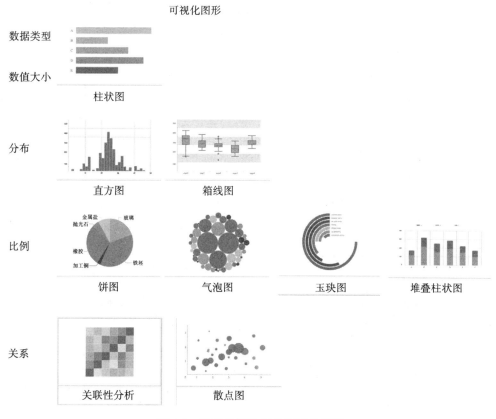

图 6.8 针对分类数据的可视化图形

对于分类数据,常用可视化图形来展现数值的大小差异、数据的分布情况、占比情况及各数据间的关系。

在医疗大数据中，比如有无使用某种药物，病人的性别，病人是否有过敏药物，BRCA1/BRCA2 是否表达等，这类数据的特点是没有内在排序，不论在时间上还是空间上，这类数据都没有排序。

此类数据通常使用一维标量场可视化技术对数据进行可视化转换，例如血常规检查中的红细胞（RBC，即红血球）、白细胞（WBC，即白血球）、血小板计数（PLT）等血项。医生会通过观察血细胞数量的变化及其形态分布来判断患者的健康状态。如图 6.9 所示，在血常规检验报告中，相较于难以理解的结构化数据，最具诊断参考价值的红细胞计数、白细胞计数、血红蛋白及血小板等指标的可视化图形可以更加直观地呈现出血细胞的状态，可以以此来帮助医生诊断病因，并且可以帮助医生观察治疗效果。

代号	项　　目	检验结果	单位	参 考 值
WBC	白细胞计数	4.90	10^9/L	4—10
NEUT#	中性粒细胞#	3.31	10^9/L	2—7.5
LYMPH#	淋巴细胞#	1.30	10^9/L	0.8—4
MONO#	单核细胞#	0.25	10^9/L	0.16—1.2
EO#	嗜酸性粒细胞#	0.04	10^9/L	0.02—0.5
BASO#	嗜碱性粒细胞#	0	10^9/L	0—0.1
NEUT%	中性粒细胞%	67.64	%	50—75
LYMPH%	淋巴细胞%	26.50	%	20—40
MONO%	单核细胞%	5.10	%	4—12
EO%	嗜酸性粒细胞%	0.84	%	0.5—5
BASO%	嗜碱性粒细胞%	0.04	%	0—1
RBC	红细胞计数	4.86	10^12/L	3.5—5.5
HGB	血红蛋白	141	g/L	110—160
HCT	红细胞压积	44.2	%	37—49
MCV	平均红细胞体积	90.9	fL	82—95
MCH	平均红细胞血红蛋白量	29.0	pg	27—31
MCHC	平均红细胞血红蛋白浓度	329	g/L	320—360
RDW-SD	红细胞分布宽度SD	44.0	fL	37—54
RDW-CV	红细胞分布宽度CV	13.4	%	11—16
PLT	血小板计数	186	10^9/L	100—300
PDW	血小板分布宽度	14.3	fL	9—17
MPV	平均血小板体积	11.6	fL	9.4—12.5
PCT	血小板压积	0.22	%	0.11—0.27
P-LCR	大型血小板比率	37.6	%	13—43

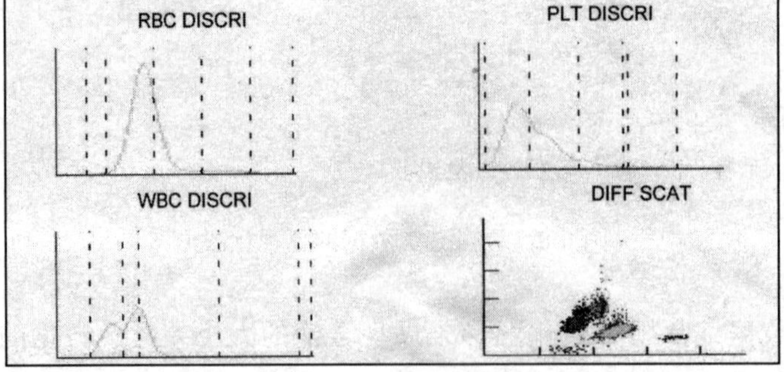

RBC DISCRI

PLT DISCRI

WBC DISCRI

DIFF SCAT

图 6.9　血常规检验报告

可视化图形同样可以直观地展现出异常值，并且相较于文字和数字的描述，可视化图形更加便于读者理解和记忆数据传递出的有效信息。如图 6.10 所示，可视化图形直观展示了不同类型的贫血情况下 RBC 的分布情况，并与正常情况下的 RBC 进行了对比，可以非常快速地识别出 RBC 的异常情况，从而辅助医生进行诊断。

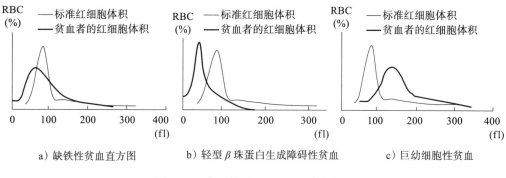

图 6.10　贫血情况下 RBC 的分布情况

2. 时空数据信息可视化

时空数据（Spatial-Temporal Data）是指包含时间维度和空间维度的数据，如图 6.11 所示。时空数据包含对象、过程、事件在空间、时间等方面的关联关系，具有时间变化、地理位置变化、动态演化的特点。时空数据可视化重点对时间与空间维度，以及与之相关的信息对象属性建立可视化图像，以呈现与时间和空间密切相关的数据信息。

（1）时间序列数据

时间序列数据是指带有时间属性，会随着时间变化的数据。时间序列数据又包含了需要基于过去的时间数据进行分析的时间属性数据和需要实时关注变化情况的流数据。

时间是一个非常重要的维度与属性。在医疗领域中，包括病人每次看病的病情记录以及心电图等诊断记录中都包含时间属性。通过观察分析时间上的图像变化可以发现数据的变化趋势，能看到什么已成为过去，什么仍保持不变，以及是否存在周期性循环。

1）时间属性数据可视化是将有顺序的时间属性数据当作时间轴变量，分析对象在时间值上的意义。这种可视化方法通常是以分析过去时间轴上的数据为主，以推断出对象在时间上的周期变化，以此方法来辅助掌握对象的变化规律，并能在下一个周期到来前做出策略调整。这类可视化方法通常用于帮助医院监控日常的就诊量、就诊时间等信息，以帮助医院优化就诊流程。此外，药企也需要通过经常分析时间属性数据来分析药品的销售情况，以及研发的投入产出比情况，以此来调整销售策略。金融领域也会通过分析具有时间属性的医疗数据来判断医疗行业的发展状况等。

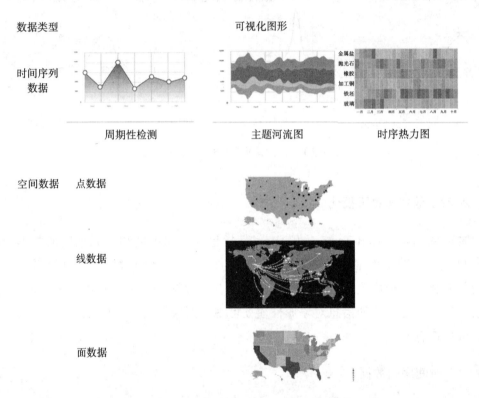

图 6.11　针对时空数据的可视化图形

如图 6.12 所示为国内新冠肺炎疫情从 2021 年 5 月到 7 月的趋势变化情况。由图可知，这两个月我国新增确诊和新增死亡人数的变化非常平稳，6 月以后新增确诊人数维持在 500 人以下，且逐渐降低至 100 人以下。而无症状感染者和境外输入病例的增长趋势波动较大，且境外输入病例逐渐增多。

另外，该方法还适用于记录身体的各项健康指标，通过无线传感器技术收集人体的健康数据并形成可视化图形，可以观测到身体各项健康指标的变化。

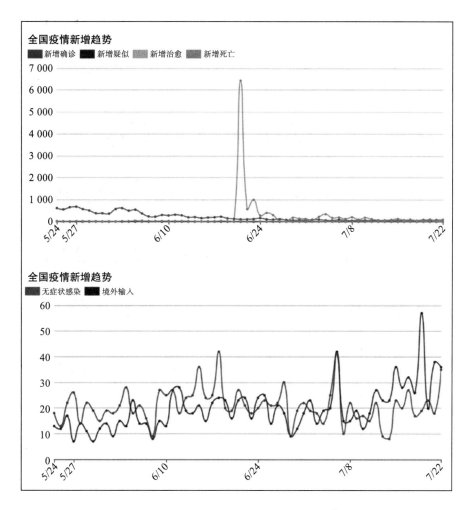

图 6.12　国内新冠肺炎疫情趋势情况[⊖]

在 *The Creative Destruction of Medicine* 一书中，作者记录了他作为心脏科医生在出现物联网概念前是如何收集和记录患者的健康数据的。如图 6.13 所示是传统的患者生理数据测量的典型记录样本。作者要求患者每两周发一封电子邮件，邮件中附带患者的血压（收缩压和舒张压）、心率、血氧浓度等数据。患者每天都需要采集这些数据三四次。另外，患者还要记下自己每天的步数和里程数。然后，作者再把邮件中患者记录的数据整理成表格，以帮助他观测患者的健康状态。这样的记录方式非常烦琐，很少有患者可以坚持做到每天准确地进行记录，且录入的过程出错的概率也很大。

⊖　资料来源：https://www.zq-ai.com/#/fe/xgfybigdata。

日期	时间	收缩压	舒张压	心率1	心率2	心率平均值	每日平均值	血氧浓度(%)		地点
5/10	3:00	114	79	72	73	73		96		
周二	7:00	145	72	64	65	65		95	12297 步	
	15:00	109	73	70	71	71		96		
	23:00	105	63	67	67	67	68.6	97	5.82 英里	迪拜
5/11	7:20	114	82	66	66	66.0		96	8857 步	
周三	16:18	116	69	74	75	74.5		95		
	23:30	111	70	67	68	67.5	69.3	97	4.19 英里	迪拜
5/12	6:10	111	70	72	73	72.5		96	10058 步	
周四	15:17	110	66	67	67	67.0		97		
	24:00	124	71	67	68	67.5	69	97	4.76 英里	
5/13	13:05	108	67	70	70	70.0		95	5555 步	登"水晶号"
周五	18:10	116	71	72	73	72.5		96		
	21:05	101	56	67	68	67.5	70	96	2.63 英里	邮轮
5/14	9:30	94	56	69	70	69.5		97		
周六	12:00	112	69	65	66	69.5		98	5555 步	
	18:00	112	66	65	66	69.5		96		
	20:30	106	59	65	66	69.5	66.5	96	2.63 英里	在船上
5/15	9:00	121	68	60	61	60.5		97		
周日	14:00	110	62	73	74	73.5		96	9287 步	
	16:00	112	71	65	65	65.0		96		
	21:00	116	70	65	66	65.5	66.1	96	4.40 英里	在船上

图 6.13　传统的患者生理数据测量的典型记录样本[⊖]

　　进入"医疗物联网"时代以后，无线医疗在快速发展。各种无线设备可以用来记录人体的健康数据，例如无线体重测量仪，这种设备可以记录体重、脂肪质量、肌肉含量，以及身体质量指数。随着移动终端技术的不断发展，智能手机成为收集健康数据的核心设备。现在几乎所有的无线设备都可以传输数据到手机上，而这些被收集到的健康数据会被转化为可视化图形，可以让没有医学背景的非专业人士通过这些可视化图形记录并了解自己的健康状况。

　　如图 6.14 所示为苹果手机自带的健康 App。它通过 iPhone 和 Apple Watch 内置的传感器收集人体的健康数据，这些可视化图形可以让用户一目了然地了解自己身体的主要体征。相较于传统的展现人体健康数据的方式，可视化图形的优势显然更大。

⊖　资料来源：*The Creative Destruction of Medicine*。

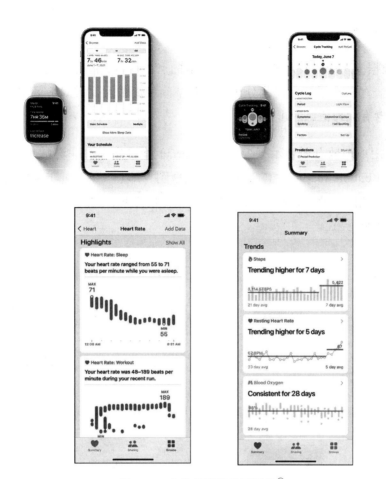

图 6.14 人体健康信息可视化[⊖]

2）流数据可视化。流数据是一个随时间延续而变化的动态的数据集合，常被用来观察对象在时间上的实时变化情况。流数据可视化通常需要链接数据库，以保证数据的实时更新。通过链接实时更新的数据库自动生成可视化图像，可视化图像所展示的信息也随着数据的更新而变化。

在医疗领域，可以通过数据流可视化图预测近期高发疾病，以便提前防治多发疾病。也可用它来观测传染病的影响情况，判断传染病的控制效果，以调整治疗方案。

新冠肺炎疫情席卷全球之际，很多媒体都建立了实时更新疫情数据的平台，并且结合移动设备，实时更新疫情的数据变化情况，帮助大众了解疫情的最新态势。

⊖ 资料来源：https://www.apple.com.cn/ios/health/。

（2）空间数据

1）点数据描述的对象是地理空间中离散的点，具有经度和纬度的坐标，但不具备大小尺寸。对点数据的可视化分析是将各空间中离散点及其对应的对象数据相结合，转化为含有地理信息的可视化图形。

图 6.15 用地理散点图展示了疟疾（Malaria）确诊病例在非洲的地理分布情况。地图散点图（bubble map chart）也称为气泡地图，即点（气泡）与地图的结合，该可视化图形以地图为背景，将点元素展现在指定的地理区域上，用来展示和比较数据之间的关系和分布。

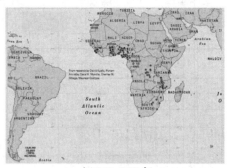 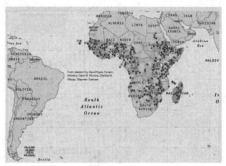

a）1910~1919 年　　　　　　　　b）2010~2016 年

图 6.15　非洲疟疾确诊病例的地理分布情况

图 6.15a 展示了 1910 ～ 1919 年间非洲疟疾确诊病例的地理分布情况，由图可知，在此期间，非洲疟疾确诊病例主要集中在西北部及东南部；图 6.15b 展示了2010 ～ 2016 年间疟疾确诊病例的地理分布情况，可以看出，到了 2010 年，疟疾确诊病例大幅上升，并几乎覆盖非洲中北部及南非之外的所有地区，特别是非洲西北部尤为严重。

2）线数据通常是指连接地图上两个或更多地点的线段或者路径，比如公交线路等，也可以用来描述不同地点间数据的流入流出关系。线数据具有长度属性，即两个地理点之间的距离。通过颜色、线条类型、宽度等条件可以映射不同的属性。该数据常使用连接地图来进行可视化表达。连接地图，即在地图上显示网络结构，使用曲线连接地图上的不同地点，可以清晰地表现出数据对象在不同地理位置间的流动情况。

此方法适用于呈现突发性传染病的蔓延路径，可以帮助医生从传染病的蔓延路径入手，制定切断传染病传播路径的方案。另外，连接地图也可以用于追踪药品去向。

图 6.16 用连接地图展示了流入 Tucson 的违禁药物的来源。该图展示了由美国缉毒局维护的追踪在美国销售的每一种违禁药物的路径。圆圈代表已向 Tucson 的药店售卖药品的制造商，圆圈的大小代表数量多少，颜色代表药物类型，蓝色为羟考酮（Oxycodone），红色为氢可酮（Hydrocodone）。由图 6.16 可知，流入 Tucson 的羟考酮数量要多于氢可酮，且制造商大部分集中在美国南部。通过一张连接地图可以同时展示数据的多种信息：药品的输入路径、诸多制造商的分布情况、输入药品的数量大小等。

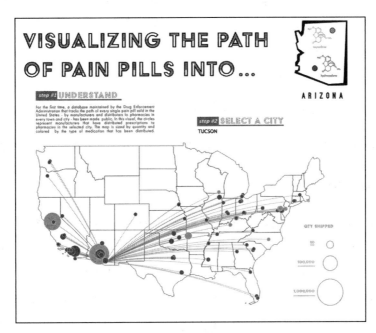

图 6.16 流入 Tucson 的违禁药物来源[⊖]（见彩插）

3）面数据也叫区域数据，是通过各个地理区域的面积来描述不同的地理位置对应的对象的数据。通常会使用地区分布图来表现面数据，地区分布地图又称为分级统计地图，通常用来显示不同地理分区或区域（不同颜色或图案）与数据变量之间的关系，并对所显示位置的数值变化或模式进行可视化处理。要表示的数值按照一个范围映射为颜色的从明到暗、单色调渐进、两种颜色的渐变等，根据地图分区对应的数值为其上色。

图 6.17 利用地区分布地图展示了美国 2017 年每 100 000 人中阿片类药物相关

⊖ 资料来源：https://public.tableau.com/zh-cn/gallery/?tab=viz-of-the-day&type=viz-of-the-day。

急诊就诊率分布情况。区域内颜色的深浅代表了阿片类药物相关急诊就诊率的数值的大小。由该图可知，美国东部及东北部阿片类药物相关急诊就诊率相较于其他区域更大。

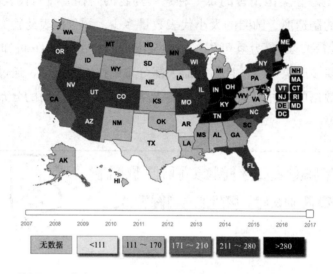

图 6.17　美国 2017 年每 100 000 人中阿片类药物相关急诊就诊率分布情况⊖

3. 层次和网络数据

层次数据是一种常见的数据类型，着重表达个体之间的层次关系，可以抽象成树结构，这种关系表达了包含和从属的关系，如图 6.18 所示。层次数据可视化的要点是对数据中层次关系（即树形结构）的有效刻画。不同的类型关系用不同的视觉符号表示，这决定了层次数据可视化可以用节点连接的方式来表现数据间的层级结构。

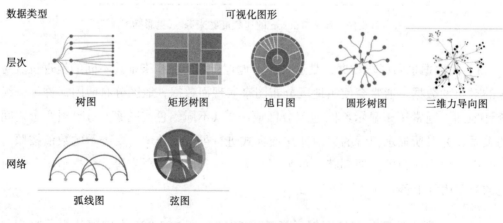

图 6.18　层次和网络数据可视化

⊖　资料来源：https://www.ahrq.gov/opioids/map/index.html。

　　树图是通过树形结构表示层次结构的一种方式，其结构通常由上级 / 父级成员的元素开始（根节点），然后不断加入节点，再用线连在一起，称为分支，表示成员之间的关系和连接。最后是枝叶节点（或称为末端节点），即没有子节点的成员。

　　图 6.19 利用树图展示了金银花开花样品中活性化合物的生物合成途径。金银花属忍冬科，它作为抗炎免疫的中药材，有着悠久的历史，并且具有宣散风热、清解血毒等功效。但金银花的化学质量较不稳定，不利于对其进行质量评估。科研人员通过对其开展基因组相关分析，不仅得到金银花不同花期的转录表达图谱，同时还建立了相关的酶库。研究中，科研人员整合转录组与代谢途径分析，揭示了这一体系是否用于评价金银花的活性成分积累及其品质，并根据进化分析揭示了金银花直系同源和旁系同源特定功能分化，以及控制活性成分的基因功能差异。

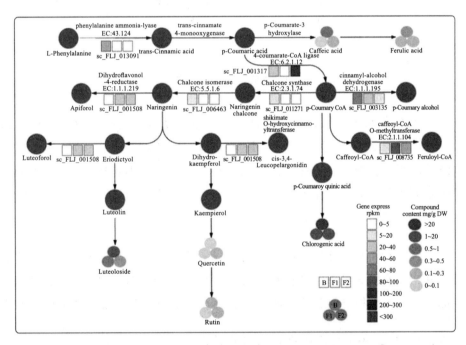

图 6.19　金银花开花样品中活性化合物的生物合成途径⊖

　　如图 6.20 所示为用圆形树图表示基因之间的定向基因关联。识别为转录因子（transcription factor）的索引基因（index gene）的用红色圆圈表示；蓝色圆圈表示具有 DNA 结合特性的索引基因，但不是已知的转录因子；绿色圆圈表示其他索引基因；浅灰色圆圈表示目标基因。未校正的分析显示 134 个索引基因（彩色圆圈）影响 276 个目标基因，其中几个相邻的索引基因似乎影响相同的目标基因，这反映了

　　⊖　资料来源：Genome-Wide identification of directed gene networks using large-scale population genomics data。

这些索引基因的共享遗传成分。具体来说，65 个目标基因与多个索引基因相关，这些基因彼此非常接近。当考虑局部多效性时，如图 6.20b 所示，索引基因的数量从 134 个急剧下降到 49 个，目标基因的数量也减少了，从 276 减少到 144。

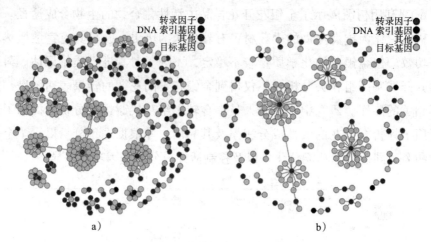

图 6.20　基因之间的定向基因关联[⊖]（见彩插）

二穗短柄草和水稻 / 小麦之间 GATA 基因的重复对和同线性分析如图 6.21 所示。其中，图 6.21a 所示为弦图。弦图是描述矩阵中数据相互关系的一种图形方法，数据围绕着圆弧径向排列，数据之间的关系被绘制成将数据连接在一起的弧线。一般会使用不同的颜色将不同的数据区分开来，以便观察和比较。但在显示过多连接时，弦图还是不可避免地显得混乱。

如图 6.21b 所示为弧线图。弧线图是在一维轴线上表示数据的图表，将节点沿一条线排开，将有关系的节点用弧线连接，可以通过观察节点之间的连线多少、长短、粗细、颜色等分析节点关系特征。弧线图简单易懂，但是无法承载过多数据。

在图 6.21a 中，每个染色体重复都用不同的颜色表示。灰色曲线表示二穗短柄草基因组中同线区域的细节，红色曲线表示具有部分重复的 BdGATA 基因对。在图 6.21b 中，红线表示二穗短柄草和水稻 / 小麦染色体之间的同源基因关系。

4. 文本数据

医疗领域中还有大量的文本数据，如电子病例信息、临床医疗记录、药物清单、

⊖　资料来源：Biobank-based Integrative Omics Study。

论坛中医疗保健信息等。如果可以从大量的电子病历中检索出有价值的字段，通过知识图谱来分析就医者自述的病症信息，就可以快速推断出患者的疾病。常见的针对文本数据的可视化图形如图 6.22 所示。

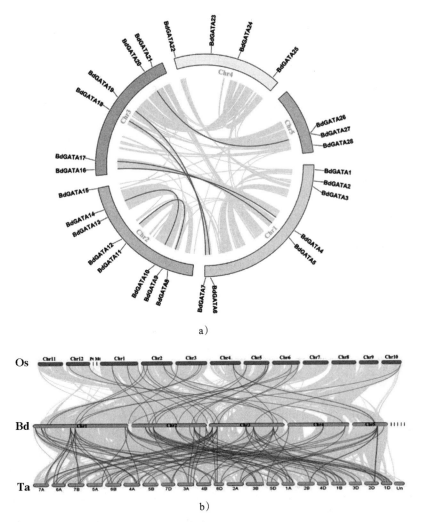

a)

b)

图 6.21　二穗短柄草和水稻／小麦之间 GATA 基因的重复对和同线性分析[⊖]（见彩插）

　　如图 6.23 所示是新冠肺炎百科知识图谱。该图谱包括病毒、流行病、传染病等相关实体。作为新冠肺炎领域知识图谱的基础，图谱以病毒为主体，扩展了治疗、疾病等相关内容，并通过这些概念的百科知识形成新冠肺炎百科图谱。除了新冠肺炎相关的实体外，还涵盖了过往疫情。

　　⊖　资料来源：Genome-Wide Characterization, Evolution, and Expression Profile Analysis of GATA Transcription Factors in Brachypodium distachyon。

数据类型	可视化图形

频率

词云

文本关系

知识图谱

情感

92%

情感分析

图 6.22　针对文本数据的可视化图形[⊖]

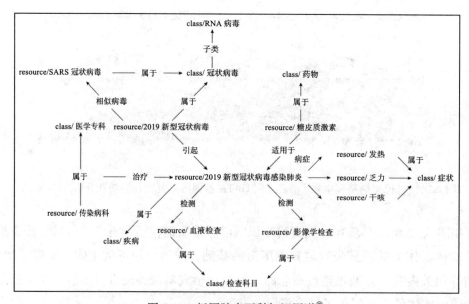

图 6.23　新冠肺炎百科知识图谱[⊖]

⊖ 资料来源：http://www.dagoovis.com:8000/product/new。
⊖ 资料来源：http://openkg.cn/group/coronavirus。

5. 高维多元数据

高维多元数据是指每个数据都具有两个以上的独立或相关属性。由多个独立属性描述的数据就是高维数据，对于三维以上的数据，通常要做降维处理。而具有多个相关属性的数据就是多元数据，对多元数据进行分析，更能帮助我们发现数据间存在的规律，从而依据这些规律做出决策。针对高维多元数据的可视化图形如图 6.24 所示。

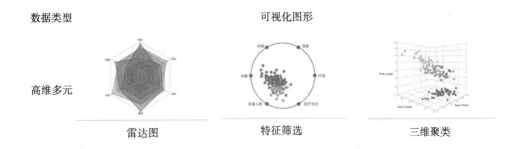

数据类型　　　　　　　　　　　可视化图形

高维多元　　　　雷达图　　　　特征筛选　　　　三维聚类

图 6.24　针对高维多元数据的可视化图形

交联诱导再组装（CIRA）策略可同时提高聚合物胶束的动力学和热力学稳定性及还原响应性，如图 6.25 所示。四川大学高分子科学与工程学院丁明明、潭鸿和傅强教授及其团队设计并合成可点击的多嵌段聚氨酯（MPU），其主链含有二硫键，侧链具有可点击的活性位点。进一步利用聚合物胶束界面层的点击交联化学反应驱动聚合物再组装，诱导聚氨酯的软段和硬段发生分离，将聚合物胶束内核中的刺激

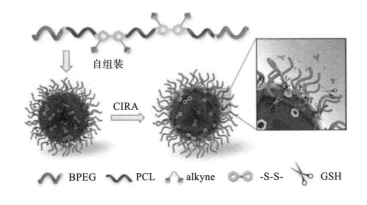

自组装

CIRA

〜 BPEG　〜 PCL　∧ alkyne　∞ -S-S-　✂ GSH

图 6.25　交联诱导再组装（CIRA）策略示意图[一]

⊖　资料来源：Crosslinking Induced Reassembly of Mulitblock Polymers: Addressing the Dilemma of Stability and Responsivity。

敏感基团迁移到界面，形成可逆稳定的二硫交联层。CIRA 功能化能够显著提高聚合物胶束的热力学和动力学稳定性、刺激响应性，在体内外实现灵敏的药物控释开关。因此，CIRA 方法能够有效增强肿瘤靶向，改善药物生物分布并获得出色的肿瘤抑制效果。该策略为高分子自组装结构调控提供新方法，并为药物传递提供了具有应用潜力的多功能纳米平台。

参考文献

[1] LUIJK R, DEKKERS K, ITERSON M, et al. Genome-wide identification of directed gene networks using large-scale population genomics data[J]. Nature communications, 2018(9): 3097.

[2 } EMC Education Services. Data science and big data analytics: discovering, analyzing, visualizing and presenting data[M]. New Jersey: Wiley, 2015.

[3] PENG W, LI W, SONG N, et al. Genome-wide characterization, evolution, and expression profile analysis of GATA transcription factors in brachypodium distachyon[J]. International journal of molecular sciences, 2021, 22(4):2026.

[4] TOPOL E. The creative destruction of medicine: how the digital revolution will create better health care[M]. New York: Basic Books, 2013.

[5] YANG R, ZHENG Y, SHUAI X, et al. Crosslinking induced reassembly of multiblock polymers: addressing the dilemma of stability and responsivity[EB/OL]. (2020-03-06). [2022-01-02]. https://doi.org/10.1002/advs.201902701.

[6] YUAN Y, SONG L, LI M, et al. Genetic variation and metabolic pathway intricacy govern the active compound content and quality of the Chinese medicinal plant lonicera japonica thunb[EB/OL]. (2012-05-20). [2022-01-02]. https://doi.org/10.1186/1471-2164-13-195.

第 7 章

大数据和医学影像

大数据在医学影像上有着很广阔的应用场景，其中有多种原因。在很大程度上，我们可以认为影像科医生是模式识别专家，他们的工作在于从影像上找出肉眼可见的形态特征，并对这些特征加以区分，比如分辨一个病灶的良恶性，或血管是否狭窄。在通常情况下，仅凭影像上的特征还不足以确定一个非正常区域的性质，这是因为很多不同的病灶在影像上有着相似的表征。这时需要结合临床信息和人口统计学上的规律来做出合理的判断。比如，超声检查中发现的卵巢囊肿，如果来自一个处于更年期前且没有患癌风险的病人身上，我们的选择是可以继续观察；而出现在一个处于更年期后且有一些患癌风险的病人身上，我们可能要采取更为积极的应对方式，而这又取决于病人是处在更年期刚开始的时期，还是已经进入更年期有一段时间了。由于刚进入更年期的病人仍有可能排卵并因此产生出血性囊肿，对于这样的病人我们可以继续观察，比如在几个月内再做一次超声检查。而对于已经进入更年期有一段时间的病人，因为从理论上来说已经不可能排卵了，这时出现的卵巢囊肿就需要通过手术或活体组织检查来确定其良恶性。但在实际诊疗中，当医生既要判读影像又要考虑病人的其他信息时，处理来自多方面的信息时可能会出现遗漏，而大数据处理可以帮助医生得到准确的判断。

7.1 影像大数据中的 5 个 V

医学影像中的大数据和人工智能密切相关，并且引起了大量人员的研究兴趣。从大数据分析的 5 个 V 来看，其中影像数据可以说是自动具有了数量大（volume）、数据增加速度快（velocity）和高价值（value）这 3 个方面的特征，这使得医学影像适合于使用大数据分析手段。在数量上，一个肺部的 CT 检查通常就会产生几十到上百张图片，核磁共振更是产生大量的数据，比如仅仅是脑部的一个核磁共振检查，通常就包括 T1 序列、显影剂增强的 T1 序列、T2 序列、T2-FLAIR，以及扩散核磁共振序列和灌注成像序列等。而医生在读片的时候，还要阅读轴向、冠面和矢面上的成像，这就形成了一个有更大量数据的情景。一方面，现在的医学影像多是以 DICOM（Digital Imaging and Communications in Medicine）的形式存在的，在 DICOM 格式的头文件中存有超过数百条的元数据，比如仪器的生产厂商、影像产生的时间、病人的个人信息、成像的参数等，这些信息也增加了影像的数据量。医学影像数据的增加速度很快，这不仅体现在原始数据的增加上，也体现在衍生的数据上。其中有代表性的一个例子就是影像组学，在影像组学中我们对影像的特定区域提取成百上千的特征用于计算，这个过程极大地增加了医学影像上的数据量。在数据的高价值上，医学影像数据的价值不仅体现在临床诊断和疾病追踪上，也体现在影像技术在一个医院或医疗机构的经营上。

而在另外两个特征，即多样性（variety）和真实性（veracity）上，医学影像具有的高多样性既有可能有助于数据分析，也有可能起到干扰作用，比如不同的核磁共振序列可以提供对肿瘤的多样化描述，像 T1、T2 这样的核磁共振序列显示解剖结构，而扩散核磁共振序列显示水分子的活动性，关注成像显示中微血管中的血液流动情况，这些数据和生理病理上的指征可以说是医学影像多样性的一个优点。另一方面，不同的机器制造厂家、不同的磁场强度，以及同类型序列不同的参数也带来了数据采集过程中的多样性。而且在很多情况下，常规临床影像报告不仅在语言上——而且在报告的结构上也显示出相当大的变化，而这类多样性往往会影响后续的分析。在真实性上，影像所含的信息的真实性通常会经过一些处理，不论是人工处理，如医生对病灶的判读和对肿瘤区域的划分，还是计算机处理，如图像的自动分割，处理过程都会受到一些因素的影响，比如不同医生对肿瘤边界的划分不同，人工读片时会出现不可避免的误判，这些都会影响数据的真实性。因此，在多样性和真实性上，医学影像的独特之处既能促进大数据的应用，也能影响大数据的分析结构，需要开发者和使用者特别注意。

7.2 影像数据的使用

1. 传统方法

在传统的医学影像中，对影像的判读都是由人工完成的。这个过程不仅耗时长，而且容易受到读片者的经验、疲劳程度和个人偏差的影响。大数据在医学影像领域的一个重要目标就是通过对大数据的建模、分析和量化来帮助医生读片，减轻医生的劳动强度。在这个方向上，人工智能正在快速发展并扮演着越来越重要的角色。

2. 医学影像的大数据采集

在医学影像上，获得大量的高质量数据无疑是一个挑战。医学影像的采集通常有以下两种。

- 一种是采集医院或医疗机构日常诊疗过程中产生的数据，这类数据的特点是在对象的选择上没有或很少有人工干预，就是说我们不能选择让什么样的病人来医院看病，在疾病的选择上也同样没有或很少有干预，以上可以说是优点。而缺点则恰恰也在于我们对就诊的病人和疾病种类没有选择，因此可能需要花费更长的时间收集有一定同质性的数据，比如某一类癌症病人的影像。同时在一般的医院里，我们对成像的过程没有完全的控制，比如即使同样是核磁共振，采用的参数可能也不一样。这就导致要将从医院日常诊疗中采集的数据进行一些标准化的处理。

- 一种是有针对性地采集大型组群的数据，这类采集与在医院的日常诊疗中获得的数据相比，可以更好地控制采集过程中的变量，尽可能地保持数据的一致性。其中一个例子是英国生物样本库，其目标是在 50 万名参与者中获得 10 万个全身核磁共振扫描数据；另一个例子是德国的国家组群研究中的一个目标——在总共 20 万名参与者中获得 3 万个全身核磁共振扫描数据。这两个项目的设置都是希望在一定程度上获得多样性好的数据，比如德国的国家组群研究里所有的核磁共振扫描都是在 3.0T 下进行的，这就从磁场强度上保证了数据采集的一致性。同时扫描的序列也都进行了标准化，保证在 12 个参与城市中使用的扫描序列和参数是统一的。但这种采集方法也有局限性，比如需要投入额外的人力和资金。

医学影像在多数情况下不直接提供信息，而是需要在人工读片后才产生有用的信息。因此，如何把大数据技术应用于医学影像上也是一个需要考虑的问题。比如，是在人工读片后把读片结果以某种形式记录下来供大数据分析，还是直接在影像上进行分析呢？如果是在影像上进行分析，我们感兴趣的区域是由计算机标记还是由人工标记呢？这些都需要在大数据分析中加以考虑。

3. 医学影像的衍生数据——放射组学

同其他一些医疗数据，如基因组学、临床信息、人口统计学不同的一点是，医学影像可以产生二次数据，或称为衍生数据。衍生数据是指采用一些方法从影像上得到的影像上没有直接表达的数据或测量，典型的例子就是放射组学。放射组学涉及人工或自动设计大量影像上的操作算子，比如低通、高通或带通滤波，以及其他一些关于影像纹理的算子，并应用在感兴趣区域。通常影像中这种区域表示病灶，并因此产生大量关于影像的特征，这些特征有的具有物理含义，比如低通滤波是保留感兴趣区域里的低通成分，但更多的区域没有具体的物理含义。影像组学就是把这些衍生数据单独或连同传统意义上的特征，如一个区域的大小、平均亮度、周长等，作为深度学习模型的输入，通过模型来得到关于病灶的一些结论，比如一个良性的病灶是不是容易发展成恶性的，一个肿瘤病灶是不是会对某种治疗方法更敏感等。因为放射组学提取大量的影像特征，这些特征可能会有冗余，如果把这些特征都作为深度学习模型的输入，可能会造成模型不稳定。因此，在得到这些特征后，通常我们会通过特征筛选或降维来减少特征的数量，从而把某种意义上最有用的特征作为深度学习的输入。至于如何筛选特征和对特征降维，这本身也是深度学习中的一个重要任务。

如上所述，医学影像大数据是与深度学习紧密联系的，然而这并不是说影像可以直接拿来用在深度学习模型上，这中间要经过一系列的环节。研究人员总结了以下几个开发医学影像上的深度学习模型所要经历的环节。

（1）医学伦理上的批准

在多数以医学影像为中心的研究里，伦理委员会的批准是必需的。伦理委员会对深度学习的评判包括研究所带来的益处和风险，特别是对参与者有没有直接的或潜在的危害，参与者是否知情并同意。对很多影像上的研究项目来说，利用现有的数据做回溯性的分析就可以达到研究目的，对于回溯性的研究，因为不会与参与者产生任何互动，通常知情同意这一环节是可以省去的。而在前瞻性的研究中，因为会对参与者产生直接或间接的影响，知情同意这一环节则是必需的。

（2）访问数据

现在的医学影像通常存储在影像储存系统（Picture Archiving and Communication System，PACS）中，当需要调出影像时，用户一般需要获得医院 IT 部门的授权，通常这要求用户在本地计算机上安装被 PACS 认可的客户端，开通端口，这个端口通常是 4242，然后才能通过安全的网络连线将数据提取出来。

（3）查询数据

PACS 带有查询系统，用户可以设置条件来查询满足某些条件的影像。PACS 允许 4 个层次的查询。第一个层次是按病人查询，查询的必要条件是病人的姓名，可选择的查询条件包括病人的生日、性别、族群等，特殊的查询条件包括该病人的特定某次扫描、某次扫描里的特定扫描序列等。第二个层次是按扫描查询，查询的必要条件是扫描的日期、时间、编号，可选择的查询条件包括开处方的医生姓名，扫描的描述，病人的编号、年龄、身高体重、职业、病史等，特殊的查询条件包括影像的模态（如是 CT 还是核磁共振）、扫描的序列等。第三个层次是按序列查询，查询的必要条件包括影像模态、序列编号，可选择的查询条件包括在序列一级的其他特征，特殊的查询条件为该序列下的病症。第四个层次是按病症查询，查询的必要条件是病症，可选择的查询条件包括对象的群，这个层次没有相应的特殊查询的条件。

（4）数据匿名化

使用医学影像的过程中，重要的一点是将数据匿名化，也就是去掉影像数据中任何带有或有可能带有个人信息的数据。第一类是直接带有个人信息的数据，如姓名、地址、年龄、电话号码、身份证号等，通常这类直接带有个人信息的数据共有 18 类，并常出现在影像文件的头文件里。第二类是间接带有病人信息的数据，包括头部扫描时所带有的人脸信息，这是因为可以通过软件把人脸从头部扫描数据中恢复出来，从而可以显示病人的长相。市场上现在有很多软件可以自动搜索 DICOM 格式的头文件以去除其中的 18 类个人信息，也可以完成把头部扫描影像中的头骨部分去掉这一环节。但这些工具并不能百分之百地保证去除所有的个人信息，比如当医务人员扫描时误把病人的姓名输入到是否使用了显影剂一栏，这时软件有可能会将病人姓名保留在显影剂一栏。又比如病人的身份证号或电话号码有可能被输入到错误的栏目里，而软件有可能会遗漏，没有删除这个信息。另一个原因是一些个人信息有可能会被直接写在影像本身上，然后被扫描到 PACS 里，而这些信息有可能不会被软件检查到。因此，在使用软件删除个人信息后，进行人工复查还是有必要的。如果影像是以 DICOM 格式存储的，一种匿名化的方法是把元数据完全去掉，并把影像部分存储成另一个格式，比如 NIFTI（Neuroimaging Information Technology Initiative）。在这个格式下，一个影像只存储为一个三维矩阵，而不含有任何元数据。但存储成如 NIFTI 这样的格式也会带来一个问题，就是我们丢失了关于这个影像的辅助信息，比如我们将不知道一个核磁共振影像是在 1.5T 还是 3.0T

的磁场强度下获得的。如果在一个深度学习框架下我们的数据既有在 1.5T 下得到的影像，又有在 3.0T 下得到的，那么对深度学习模型的训练和表现可能会有影响。类似地，我们也会丢掉关于影像在各个方向上的解析度等一些有可能会影响深度学习模型的信息。

（5）数据传输

影像数据通常会传输到一个本地或外地的存储系统，也有可能存储到云端。这些存储方式各有利弊，本地存储的好处是易于对数据进行管理，特别是从安全性上来说，但缺点是不利于多家医院和单位交流合作。外地存储的优点在于有利于数据互用，但需要加强安全性上的管理。云端存储现在逐渐变得流行起来，它的优点在于可以将对安全性的管理交给第三方，缺点是需要有高速的网络连接。

（6）质量控制

质量控制是医学影像中的一个重要问题，特别是当我们想把深度学习应用到医学影像上的时候。质量控制体现在多个方面，比如影像的大小。临床上产生的影像大小不一，而多数深度学习模型要求输入的影像大小是一致的。例如，很多模型要求输入影像是正方形的，即高和宽相同，比如 U-net 的输入影像大小是 572×572 像素。而医学影像并不总是正方形的，这时就需要对影像进行重新采样，使得它的大小符合深度学习模型的要求。质量控制还涉及影像标记的标准化，也就是这些标记本身作为数据应该怎样存储和表达。影像标记有两种，一种是在影像上直接标记，比如对病灶的勾画；一种是文字上的标记，比如对某个影像的临床诊断，对病灶所处位置的描述，或读片人对影像的印象。在最初的 DICOM 格式里，对这些标记的存储没有统一的规定，在 DICOM-SR（DICOM Structured Reporting）格式中提供了一些树状结构的模板供用户存储标记数据，但如果不同的用户选择了不同的模板，那么标记数据的存储也还不是统一的，这也会影响数据的整体质量，特别是在多单位的合作研究中更是需要注意。

（7）数据结构化

对保证深度学习在医学影像上的成功来说，一个重要的前提条件是数据在结构上有高度的一致性，这样才能保证深度学习的输入是符合预期的。在这里，数据的结构化更多的是指医学文字数据，特别是影像报告，比如一个肺 CT 影像报告对于有无肺栓塞的诊断结果。如何产生标准化和结构化的影像报告一直是医学影像上的一个难点，这个难点在深度学习出现之前就已经存在了。很多时候影像报告缺乏标准用语和统一结构，这在病人随访、转诊或寻求第二方意见时会给医生和病人带来很多困难。虽然医学界对此有充分的认识，但标准化、结构化的影像报告还没有得到充分的发展和应用，其中一个原因是医学影像学的各个分支的专业用语和面对的解剖结构都不相同。在标准化和结构化上比较完善的影像学上的分支是乳腺影像，在针对乳腺影像的 BIRAD（Breast Imaging-Report and Data System）这个标准里对钼靶成像、乳腺超声、乳腺核磁共振的影像报告做了统一的规范，比如对乳腺癌的风险评分分为从良性的 0 到恶性的 6 共 7 个等级，对病灶形态的描述列为圆形、椭圆形或不规则三类，对乳腺密度的分类有总体脂肪型、散见纤维腺体、密度不均匀和极高密度四级，还有其他指标。但在别的分支上，结构化的影像报告还没有进入日常的临床实践中。如何从影像报告中提取与影像相关的信息是一个还未被很好地解决的问题，目前的方法是以自然语言处理为工具，提取影像报告中所需的信息。值得注意的是，自然语言处理本身作为一个深度学习技术还不能达到完美的程度，在这个过程中不可避免地会出现错误，这需要在实际应用时加以注意和修正。另一个需要注意的是医学用语的发展和演进。传统上的一些疾病是以发现这个疾病的医生命名的，如视觉神经上的 Devic 症，或以罹患这个疾病的病人命名的，如运动神经上的 Lou Gehrig 症。而现在的趋势是以疾病的病理特征来命名，比如 Devic 症现在更多地被称为视神经脊髓炎谱系病变，而 Lou Gehrig 症现在更多地被称为运动神经元病（渐冻症）。那么在使用自然语言处理阅读影像报告时，我们需要同时考虑某个疾病的传统命名和现在的命名。还有一个需要注意的是新的疾病分类法，具体体现在疾病及相关健康问题的国际分类标准第 10 版中（The International Statistical Classification of Diseases and Related Health Problems 10th Revision，ICD-10），ICD-10 比起它的前身 ICD-9 多了很多新的诊断和疾病分类，那么使用自然语言处理分析影像报告时，我们需要考虑两个标准对一些症状的不同划分。同样地，当新的 ICD-11 推出后，我们也要兼顾 ICD-11 和 ICD-10 的不同。

（8）数据标记

数据标记可以说是至关重要的一步，它的重要性体现在两个方面。第一，现在用于医学的深度学习模型多数是监督学习模型，它们需要使用标记了的数据来完成训练和测试。第二，对于一些非监督学习模型，虽然测试中不需要标记了的数据，但在测试过程中还是需要把深度学习的结果和标记了的金标准相比较。这也就引出了医学影像上金标准的概念。需要指出的是，即使对于同一幅影像，对它的金标准的定义也可能是多样的。比如我们可以简单地把一幅影像标记为正常或异常，也可以由人工标记其中的病灶，而以人工勾画的边界作为金标准。在数据标记中，标记者个人之间的差异往往是不可避免的，比如在勾画肿瘤的边界时，我们可以采取多个标记者单独标记并取结果的平均值作为金标准，或由几个标记者在一起达成统一的看法并以此为金标准。这里需要指出的是，在相当多的情况下，只是影像本身是不能提供关于疾病的确定诊断的，往往需要结合不同的影像模态或临床信息才能得到金标准。而具体所需的金标准也与深度学习想要回答的问题相关，比如在急诊的情况下拍的头部 CT 可以显示高密度信号的异常区域，这有很大概率是脑出血的指征，但要确认这个 CT 上的高密度区域是否出血，则需要通过核磁共振来确认。那么在这种情况下，如果深度学习的目的是自动检测脑 CT 上的高密度异常区域，那么人工勾画的异常区域的边界就可以作为金标准，即人工的图像分割就是我们需要的金标准，而不需要通过核磁共振对这个区域是不是出血加以确认。如果深度学习的目的是自动检测脑 CT 是否显示了颅内出血，则需要通过核磁共振确认，这时的金标准就是核磁共振给的一个二元的结论——出血或者不出血。

7.3 深度学习过程所需的要素

在深度学习，特别是涉及医学影像的研究中，有几个要素需要满足。

1. 随机分配数据集

在不同领域的医学影像的深度学习构建过程中，既有相通的地方，也有不同的地方。相通的地方是深度学习的 3 个大的步骤，即训练、验证和测试。通常我们随机地把数据分为训练集、验证集和测试集，比如按 8∶1∶1 或 6∶2∶2 这样的比例分配。3 个数据集的目的分别是：训练集用于设置参数，包括深度学习网络的复杂程度，各个节点的权重等；验证集用于调整参数，或在几个候选模型中选出最优的一个；测试集用于模拟真实世界的情况来检测一个固定下来的模型的表现。对 3 个数据集通过随机过程来分配数据的目的是减少或去除人为干扰，并保证各个数据集里的数据能够最大限度地反映真实世界的情况。这里尤其需要注意的是测试集里的数据能够客观全面地反映真实世界里的数据分布。比如在随机分配中，如果我们的影像数据来自不同厂商的仪器，那么我们需要保证各个厂商的仪器产生的影像在各个数据集，特别是测试集中有相应的代表。在随机分配中，需要注意的是如果一个病人或健康人的影像来自多个时间点，比如对癌症病人在不同时间点上的随访，那么同一个人的所有影像应该被分配在同一个数据集里，而不应被拆分到不同的数据集，这样做的目的是防止数据交叉污染。

2. 数据集的大小

通常来讲，在深度学习中数据集越大越好，虽然没有一个固定的准则说明多大的数据才足够，但有一个估算的方法：数据集的大小取决于我们想要回答的问题的大小。对于一个定义得比较窄的问题，几百条数据有可能就足够了。而对于一个定义得比较宽的问题，可能上千到上百万条的数据才足够。不论是哪种情况，在医学影像上有时限于条件，我们的数据集无法做到想要的那么大，也有多种应对方法。一个最为直接的方法是利用公共数据集，比如脑肿瘤的公共数据集（Brain Tumor Segmentation，BraTS）、阿兹海默影像数据集（Alzheimer's Disease Neuroimaging Initiative，ADNI），以及全国肺部筛查临床试验（National Lung Screening Trial，NLST）数据集等。公共数据集的一个局限性是它们不一定包含某个研究所需的所有信息。另一个方法是使用图像处理和统计技术来扩增数据，比如对影像进行旋转、拉伸、反转、加入噪声来模拟更多情况；再比如采用 K 折交叉验证，即把训练集和验证集的总体数据分为 K 等份，拿出其中一份作为验证集，用其他 $K-1$ 份作为训练集来训练一个模型，然后在这个验证集上验证模型的表现并记录下来。随后再另取一份数据作为验证集，再用其他 $K-1$ 份作为训练集来重新训练这个模型，并在新的验证集上验证模型的表现。这样循环 K 次，用 K 次验证的表现的平均值作为这个模型的最终表现，最后再在测试集上进行测试。这个方法在实践中被证明可以在一定程度上解决数据量不够的问题。还有一个方法是利用计算机算法生成模拟数据来扩增数据，比较典型的算法是对抗生成网络（Generative Adversaria Network，GAN）。现在的研究结果表明，对抗生成网络可以生成与真实数据高度相似的影像，从而提高深度学习训练的质量。

3. 数据来源

在理想状态下，我们希望所用的数据来源多样化，比如影像来自不同厂商的设备，不同类的显影剂，不同年龄段的人群，或人群居住的不同地区。但在实际中，这个多样性的要求并不容易达到，其中既有法律因素，比如对病人隐私的保护和对数据的保护，也有后勤管理因素，比如对大量数据的存储。

4. 数据里的偏差

偏差是数据处理中的一个常见现象，在医学影像大数据处理上，我们虽然采取了措施，比如随机分配训练集、验证集和测试集来减少偏差，但这并不能消除整个数据中可能有的偏差。这个偏差可能来自多个方面，比如当地人口组成所带来的偏差，如果一个地区带有某个人口统计学特征的人口为多数，那么我们就会发现病人中这类人口可能占多数。以阿兹海默症的发病率为例，数据显示，2020 年在美国佛罗里达州有 58 万个阿兹海默症病例，占总人口的 2.7%，犹他州有 3.4 万个阿兹海默症病例，占总人口的 1.1%。那么这是不是说明佛罗里达州的居民容易患阿兹海默症呢？其实不完全是，如果我们分析两个州人口中各个年龄段的组成就会发现，佛罗里达州的居民里有 20% 的人超过 65 岁，而犹他州的居民里超过 65 岁的人只占 10%。也就是说，佛罗里达州 65 岁以上人口占比远大于犹他州 65 岁以上人口占比，而阿兹海默症又多发于 65 岁以上年龄段，因此佛罗里达州的阿兹海默症发病率高于犹他州。再看另一个例子，在全美 50 个州中，统计发现，在紫外线强度高的几个州，如加利福尼亚州和佛罗里达州，皮肤癌的发病率相比其他州要高，而阿拉斯加州的皮肤癌发病率就低得多。因此我们需要把紫外线指数作为一个引起数据偏差的因素。需要注意的是，一些位于北部的紫外线指数相对较低的地区，如明尼苏达州和爱达荷州的皮肤癌发病率也很高，一些偏北但沿海岸线的州也有较高的皮肤癌发病率，这可能与当地人们爱去山区滑雪和到海边休闲有关，因为雪地和水面对阳光的反射都会增加阳光灼伤皮肤的概率，从而导致皮肤癌，所以这些地域上的因素也会引起数据偏差。

7.4　在医学影像上开展深度学习研究

在医学影像领域开展深度学习是一个跨学科的工作，需要不同部门的协同。比如我们需要临床部门提供专业知识和医疗背景，确定研究的问题；也需要 IT 部门提供技术支持，比如从 PACS 上提取数据，并建立一个位于研究机构内部或外部的数据存储机制；另外需要计算机或工程上的专业人员设计和训练一个深度学习模型；同时需要统计学家来保证数据的多样性、均衡性和假设检验的正确性。

7.4.1　深度学习的几个步骤

基于影像的深度学习通常包含以下几个步骤。

1. 定义目标

合理地定义研究或产品的目标是至关重要的。具体到医学影像上的深度学习，我们可以有不同类别的目标。第一类是深度学习达到人类专家所能达到的目标，比如在影像上勾画肿瘤或疾病的病灶，在这类研究中，深度学习所起的作用是帮助人类专家在某类工作中做得更快、更好。如果人类专家在所有出现肿瘤的影像切层上勾画一个肿瘤的边界要十分钟，但深度学习能在几秒钟内完成同样的工作，而且准确率和人类专家相等，那么深度学习就取得了成功。第二类是深度学习在探索性的研究中的表现超过人类专家，比如从几十个或上百个医学变量中找出规律，这对于人类专家来说是很困难的。如果深度学习模型可以找出某个影像指征来预测病人对治疗的敏感度，而这个指征在新的数据上被验证确实有预测病人对治疗的敏感度的功能，那么在这个意义上，深度学习也就获得了成功。因此，当我们开始准备进行深度学习研究时，需要对目标有一个明确的定义。

2. 收集数据

不论研究的性质是回溯性的还是前瞻性的，我们都需要收集数据。鉴于收集数据在很多情况下是耗费人力、物力和时间的，我们可以从预研究的角度先收集一个小的数据集，来检查如果在同样条件下收集更多的数据是否能满足我们的设计要求。假设我们想回溯性地研究不同亚型脑肿瘤的影像指征，那么可以从医院的电子病历库内提取一些脑肿瘤数据，然后看它们包括了哪些病理信息，如脑肿瘤的亚型，包括了哪几类核磁共振序列，以及哪些临床信息。如果这些信息可以满足我们的研究要求，我们再投入更多资源在数据收集上。类似地，如果我们是想前瞻性地研究脑肿瘤的影像特征，则需要检查医院的常规脑部核磁共振扫描的规程是不是提供了所需的核磁共振模态。同时需要回顾医院平均每个月接收的脑肿瘤病人数，以确定是否有足够多的病例供我们要开展的研究使用。

3. 清洗数据

当开始收集数据后，我们需要注意清洗数据，这对影像学的深度学习尤为重要。因为影像数据往往是来自多个地址的，产生于多个厂家的设备，而且也会有数据丢失的情况。同时在长期的跟踪影像上，每个病人两次影像之间间隔的时间长短不一，这些因素都造成影像数据的不一致，需要我们对数据进行清洗。清洗数据的一个重要目标是建立一个统一的数据格式，这在多单位的合作研究中尤为重要。统一的数据格式包括很多方面，有些看起来甚至是很简单的工作，但在深度学习中却很重要。比如我们对性别是用"男"和"女"表示，还是用 0 和 1 表示，或者用字母 m 和 f 来表示；对病灶的良恶性是用数字还是文字来表示；对病灶的大小是用平方厘米还是平方毫米表示，这里还包括对病灶大小这一列数据的标签用什么，是用大小还是面积。同样地，病人的年龄是用岁数表示还是出生年月表示。对人工分割的图像保存成什么格式也需要统一。清洗数据还包括统一对影像的判读，如果两个医生对同一个影像的诊断不一样，我们是应该要求他们达成一致呢，还是应该加入第三个医生作为裁判来决定判读的结果。如何处理影像或影像报告中的极值以及判断这些极值是否可信也是数据清洗的一部分。比如前列腺肿瘤病人的前列腺特异性抗原（PSA）的测试值正常情况下为 4ng/mL，超过 10ng/mL 被认为有 50% 的可能患有前列腺癌，但如果数据中这个值非常高，那么有一定的可能性是数据输入的错误。

4. 建立金标准

建立金标准可以说是一个与数据收集同时进行的过程，需要尽早确立什么是我们研究的金标准，同时要考虑随着研究的进行和数据收集的增多，我们的金标准是否有可能会修改。这就需要我们尽可能地减少修改金标准所带来的影响，比如是否要重新收集数据，是否要增加一个对照的组，是否要增加数据的量等。在确立金标准的过程中，我们还需要考虑人类专家自身的偏差和错误。在很多应用中，将一个由两个或两个以上专家共同得到的结果作为金标准是比较合理的。

5. 偏差和方差，过拟合和欠拟合

偏差和方差是深度学习中常出现的两类衡量一个模型训练的表现的指标。偏差是指深度学习的结果与正确的答案之间的距离，偏差越大说明模型的错误率越高。方差是指模型围绕正确答案的上下波动幅度，它反映了一个模型的输出结果的离散性，方差越大说明模型的结果波动幅度越大。这两类错误无法同时消除，我们通常要在它们之间取得一个平衡。

过拟合是指在训练中深度学习模型在训练和验证阶段的表现非常好，但到了真实世界的测试中，其表现就大幅下降。通俗地讲，过拟合就是一个模型在训练的过程中使用死记硬背的方法，把它见过的训练例子都记下来，但没有学到其中的规律，所以一旦遇到新数据，模型的表现就会很差。相对于偏差和方差，过拟合更难以鉴别，原因在于在训练和验证过程中如果一个模型表现得非常好，我们是没有办法知道它是确实表现得这么好还是出现了过拟合。确定的方法只能是把模型应用在真实的测试数据上，如果这时模型的表现下降很多，我们就知道出现了过拟合。造成过拟合的情况有很多种，一种情况是模型的复杂程度太高而训练的数据太少，在这种情况下，模型不仅学习到了数据中的规律，甚至连数据中的噪声也学习了，造

成的后果就是当模型遇到新的数据时，其表现出现下降。对于这种原因造成的过拟合，我们可以降低模型的复杂程度，并增加训练数据来减少过拟合出现的概率。另一种造成过拟合的情况是虽然数据很多，但数据之间有线性关系或接近线性的关系，如果是这样的话，深度学习模型也会出现过拟合，即模型表面上虽然学习了很多数据，但实际上并没有真正学习到数据间的规律，这样模型也会出现过拟合。在这种情况下，我们需要进行两个操作，一是检查数据之间有无线性关系，二是收集更多的数据，特别是与现有数据没有线性关系的数据。

相对于过拟合，还有一种现象是欠拟合，这是指模型因为一些缘故不能准确地学习到数据中的规律。这通常是因为模型的复杂程度不够高，解决的办法可以是提高模型的复杂程度，比如在神经网络里增加每一层的节点数及网络的层数。鉴别欠拟合的办法就是观察一个模型的表现在训练中是否逐渐提高，如果在多次训练后模型的表现还没有提高，我们就可以怀疑此模型是欠拟合的，可以考虑提高模型的复杂程度来避免欠拟合。

7.4.2　如何衡量深度学习的成功

在深度学习中，一个重要的工作是要定义研究的成功。通常根据研究性质的不同，我们用几个指标来衡量临床研究的成功与否。如果研究的目的是分类，比如区分 CT 上一个信号异常的区域是良性还是恶性，可以用准确性、敏感度、特异性、受试者工作特征曲线下面积、真阳性、真阴性、假阳性和假阴性来衡量；如果研究的目的是回归分析，那么可以用平均绝对误差（mean absolute error）、均方误差（mean square error）和 %- 差异来衡量深度学习模型的表现；如果研究的目的是图像分割，那么可以用 Dice 系数，并集上的交点、真阳性、真阴性、假阳性和假阴性来衡量；如果研究的目的是人工合成影像，比如依据核磁共振来人工合成一个 CT 影像，那么可以用平均绝对误差、均方误差、%- 差异、SNR 峰值、结构相似性和主观评价来衡量。

在对深度学习的量化衡量中，我们要格外注意不能简单地用一两个量化指标来评判深度学习模型的优劣，否则有可能会对我们的结论产生不利影响，这在医学影像上尤为突出。比如我们开发了两个深度模型 A 和 B 来判断影像上是否有肿瘤病灶，在 1000 个测试病例中，如果 A 的总体准确率是 95%，而 B 的总体准确率是 90%，我们好像应该认为 A 更好一些。现在我们进一步假设这 1000 个病例中的 950 个所患的是某种常见肿瘤，其余 50 个所患的是罕见肿瘤，如果 A 所患的

900 个常见肿瘤病例判断的准确率是 96%，而对 50 个罕见肿瘤病例判断的准确率是 75%，我们将得到 A 的总体准确率为 (96%×950+75%×50)/1000 ≈ 95.2%。而如果 B 对 950 个常见肿瘤病例判断的准确率是 90%，而对 50 个罕见肿瘤病例判断的准确率是 85%，我们将得到 B 的总体准确率为 (90%×950+85%×50)/1000 ≈ 90%，这么看虽然 B 的总体准确率比 A 低 5 个百分点，但 B 在罕见肿瘤判断上的准确率比 A 高了 10 个百分点。确实，如果我们以两种肿瘤下模型的准确率的平均值来衡量的话，A 的准确率平均值是 (96%+75%)/2=85.5%，而 B 的准确率平均值是 (90%+85%)/2=87.5%，比 A 的平均值还高出两个百分点。在这种情况下，我们也有理由认为在实际应用中 B 的作用可能更大一些，因为它可以更好地帮助医生检测罕见肿瘤。而对于常见肿瘤，正是因为它比较常见，专业医生不借助深度学习也可以有很高的检测准确率。这个例子也说明在深度学习和医疗大数据分析中，我们不能忽视罕见疾病在训练和衡量深度学习模型中的作用。

7.4.3 深度学习在医学影像上的应用

可以说深度学习在医学影像上的应用已经或者正在深入医疗的各个方面，具体有以下应用领域。

1. 图像增强

图像增强是用于提高影像的质量。在这个应用上，一个重要的场景是在核医学成像上通过深度学习对使用低剂量显影剂的影像进行增强，以达到与使用高剂量显影剂相同的效果，这样做的目的是减少放射性显影剂（如 F18）对病人可能有的伤害，这在儿童核医学成像上有很大的好处，可以减少放射性显影剂对儿童的影响。其他应用场景在于从低剂量的 CT 上得到高质量的图像，低剂量 CT 的优点在于它的低辐射性，但缺点是图像的噪声大，Yang 等人用深度学习模型来去除低剂量 CT 的噪声，从而提高图像质量，在这个研究中，作者设计了一个对高频分量敏感的对抗生成网络，这个网络包括两个基于 U-net 的子网络，第一个子网络在频域上处理图像里的高频分量，第二个子网络在空间域上处理整个低剂量 CT 图像。其中，第一个 U-net 的损失函数用于优化高频上的图像纹理质量，而第二个 U-net 的损失函数用于优化整个图像的质量。实验结果显示不论是从量化衡量标准上还是从视觉检查上，这个模型都取得了较好的效果，并且超过了其他一些方法。一些深度学习去噪的结果如图 7.1 所示。从图上可以看出，去噪后的图像更好地显示了肝部的一个疑似病灶（图中圆圈）和细致的纹理（图中箭头所指）。

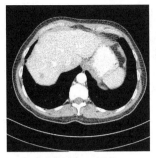 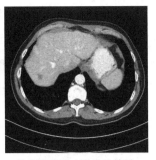 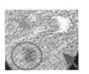 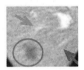

a) 低剂量 CT 图像　　b) 深度学习去噪后的结果　　c) 图 7.1a 的放大部分　　d) 图 7.1b 的放大部分

图 7.1　深度学习模拟去除噪声

2. 疾病检测

这是深度学习在医学影像上的一个很大的应用场景，目的是提高检测的准确率，尤其是帮助医生在有限的时间内完成对几十幅甚至上百幅影像的阅读，以降低医生的劳动强度，提高整个影像部门的工作效率。Chilamkurthy 等人在回溯性的研究中用深度学习分析了 1000 余例头部 CT 影像来检测出现的非正常图像，以帮助医生在急诊情况下快速做出判断。研究者从印度的 20 个医疗中心收集了超过 30 万个来自 2 万余人的头部 CT 影像，研究的目标主要是检测 3 种症状，分别是颅内出血、中线移位 / 肿块效应和颅骨骨折。研究者分别训练了不同的深度学习模型来实现对这 3 种症状的检测，其中 ResNet 用于颅内出血、中线移位 / 肿块效应的检测，DeepLab 用于颅骨骨折的检测。一些检测结果如图 7.2 所示，其中有正确的结果，也有错误的结果。

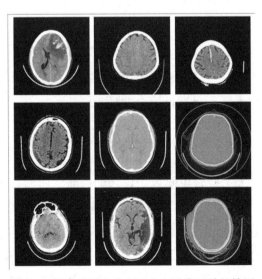

图 7.2　深度学习在头部 CT 上异常区域的检测

图中第一行从左到右为深度学习正确地检测出了脑实质内出血、蛛网膜下腔出血和硬膜下出血。第二行从左到右为深度学习正确地检测出了硬膜下出血、硬膜外出血和颅骨骨折。第三行从左到右为深度学习遗漏了微小的脑室内出血（假阴性），错误地判断为硬膜下出血（假阳性）和遗漏了颅骨骨折（假阴性）。

3. 病灶分割

这是在影像上实现自动或半自动的图像分割，标记出总的病灶区域和病灶内的区域，如显影增强的肿瘤区域、水肿区域和坏死区域。Ma 等人设计了一个基于 U-net 的深度学习方法来自动分割 CT 尿路影像上的膀胱区域，以 81 个病例作为训练集，研究者分别训练了一个二维和三维的深度学习模型来分割膀胱区域，并与研究者以前开发的一个深度学习技术 DCNN-LS 做了比较，他们的分割结果如图 7.3 所示。其中青色轮廓表示使用三维 U-Net 模型的结果，粉红色轮廓表示使用二维 U-Net 模型的结果，红色轮廓表示使用深度分割学习卷积神经网络和水平集（DCNN-LS）的结果，蓝色轮廓代表专家手工标记。图 7.3a 中，二维和三维深度学习模型在图像质量较差的情况下表现更好，其中 DCNN-LS 对膀胱进行了欠分割。图 7.3b 中，DCNN-LS 和三维模型的分割产生泄露到相邻骨骼中，但是二维模型避免了泄露。图 7.3c 中，DCNN-LS 对膀胱底部高亮度区域进行了欠分割，二维和三维模型对膀胱中部附近的膀胱边界（白色箭头）产生了过分割。图 7.3d 中，DCNN-LS 过度分割了膀胱底部的对比区域。二维和三维模型的结果更准确。图 7.3e 中，DCNN-LS 对膀胱病变进行了欠分割，二维和三维模型提供了很好的分割。图 7.3f 中，三个模型都提供了很好的分割。图 7.3g 中，三个模型的结果都欠分割。图 7.3h 中，三个模型都得到比较好的结果。从这个例子我们也可以看出，由于深度学习模型的高度非线性本质，在设计和选择模型上并不是越复杂越好。具体如何设计模型不仅要考虑研究的目标，也要考虑训练数据的多少。通常，训练数据越多，模型的复杂程度可以越高，而不至于出现过拟合的现象。

4. 自动诊断

这是在独立的或在人工监督下实现对疾病的诊断，比如对病灶的良恶性的区分，对肿瘤亚型的判断等。在一些情况下自动诊断通常不仅使用影像数据，还使用病人的临床信息和其他信息。这里深度学习的应用不局限于放射影像学，在其他临床影像上也获得了应用。De Fauw 等人设计了一个深度学习方法用在眼底影像光学相干断层扫描（Optical Coherence Tomography，OCT）上，基于 U-Net，研究者设计了

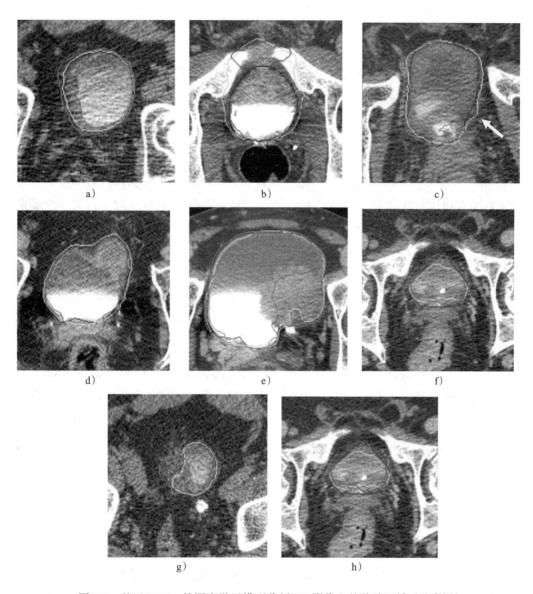

图 7.3　基于 U-Net 的深度学习模型分割 CT 影像上的膀胱区域（见彩插）

一个两步的深度学习模型来诊断病人是应该继续观察、推荐普通门诊、推荐到一般急诊，还是推荐到特殊急诊。在这个模型里，第一步是一个深度学习的图像分割模型，用于实现对 OCT 影像的分割，如玻璃体和半透明体、后玻璃体、视网膜前膜等；第二步是另一个深度学习模型对分割结果进行分类。在这里模型的输出不是具体某一类疾病，而是对眼底病变的严重程度的一个判断，依据这个程度将 OCT 影像分为：正常，也就是继续观察，推荐普通临床门诊，如不复杂的中央浆液性视网膜病变或黄斑毛细血管扩张症；一般急诊，如糖尿病性黄斑病变、视网膜静脉阻塞、术后综合征、葡萄膜炎、Coat 病；特殊急诊，如包括年龄相关性黄斑变性在内的脉络膜新生血管、高度近视、中央浆液性视网膜病变。他们的测试结果显示该模型的错误率为 3.4%，在以受试者工作特征曲线作为指标来衡量模型的表现时，他们的模型在是否推荐特殊急诊上取得了曲线下面积为 0.9993 的结果。

5. 治疗方案选择与计划

在这个领域，深度学习的一个应用场景在于，通过对同样病人人群的分析，包括他们的人口统计学信息、临床信息、影像数据、治疗方案和疗效，针对一个新的病人向医生推荐最优化的治疗方案。另一个应用场景是放射治疗中对放射剂量的规划，比如如何将放射线集中在病灶区域从而尽可能减少对周边组织的伤害。Fan 等人利用深度学习的方法对头部放射治疗的剂量做了优化，并与人工规划相比较，得到了类似的效果。研究者收集了 270 个头颈部癌症病例，使用 195 个病例作为训练集，25 个病例为验证集，其余 50 个病例为测试集。在训练中，深度学习模型的输入为 CT 影像、目标区域人工勾画的边界和计划照射的目标体积，模型的输出则为在 CT 影像上的剂量分布图。在这个研究中使用的模型是一个 50 层的 ResNet，在训练中对 195 个训练数据通过位移做了数据扩增，使得训练数据达到 390 个。其中一个结果如图 7.4 所示。图中每一行显示了不同的 CT 切层，其中第一列（a, d, g, j）是现有技术规划的不同剂量的分布，第二列（b, e, h, k）是深度学习给出的剂量分布，第三列（c, f, i, l）是第一列和第二列的差别。我们可以看到深度学习给出的剂量分布和现有依靠人工给出的剂量分布的差别不大。

6. 疗效评估

这是在临床上根据病人影像长期扫描的结果，结合病人的最初诊断及各个时间点的随访，对当前治疗方案的疗效进行评估。如果疗效好，可以按现有方案继续治疗，如果疗效不理想，深度学习的分析结果可以通过网络发送给医生，通知医生考虑更换治疗方案。这个应用的价值在于，在很多情况下我们无法当即确定一个特定的病人对治疗方案是否有我们所预期的反应，虽然我们可以继续观察，比如肿瘤是否在 3 个月后变大，但这样观察得到的结果有滞后期，影响了及时更改对病人的治疗方案。而如果通过深度学习，则可以在当时就预判肿瘤治疗的疗效，我们就可以更好地为病人提供治疗。比如 Bychkov 等人利用深度学习在乳腺癌病理切片上进行了分析，预测病人对常见的化疗药物赫赛汀（Herceptin）的敏感度。赫赛汀对乳腺癌的治疗在于抑制 ERBB2 的表达，在临床上是 ERBB2 阳性乳腺癌的一线用药。

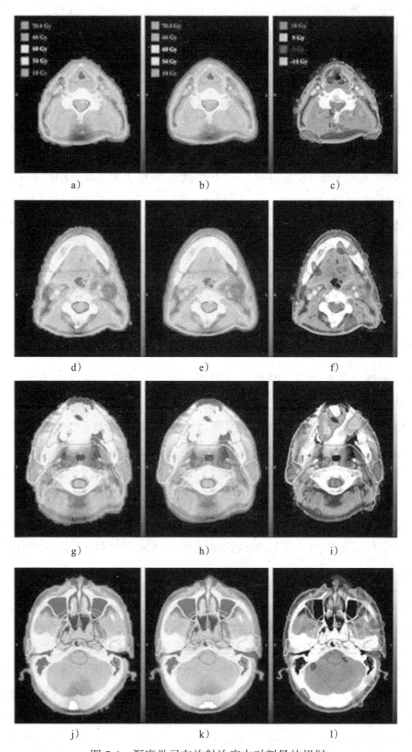

图 7.4　深度学习在放射治疗中对剂量的规划

在这项工作中，研究者利用 ResNet 对病理切片上的细胞形态进行分析，首先从细胞形态上确定了每个切片是否表达了 ERBB 受体酪氨酸蛋白激酶，又称 HER2 人类表皮生长因子受体，给出了 ERBB2 的一个量化分数。这里从影像分析上得来的 ERBB2 的表达和从免疫染色得来的结果有可能不一样。然后根据病人是否接受了赫赛汀治疗来预测病人对赫赛汀的敏感度和生存期。图 7.5 显示了他们的研究结果。从图中我们可以看到，对 ERBB2 高表达的病人，赫赛汀对延长其生存期有着明显的效果（见图 7.5a），而对于没有使用赫赛汀的 ERBB2 阳性病人来说，较低的 ERBB2 表达代表着更长的生存期。对于在病理染色上显示 ERBB2 阴性的病人来说，她们还是有一定的 ERBB2 的，同样地，如果她们的 ERBB2 表达低的话，她们的生存期会更长一些（见图 7.5b）。这个结果显示了赫赛汀对 ERBB2 高表达的乳腺癌病人可以带来生存期上的益处，而对于低表达的病人，如果使用赫赛汀的话，也有可能延长她们的生存期。因此这个结果不仅确认了临床现行的治疗方案的有效性，也揭示了临床上有可能适用于赫赛汀的新的人群，具有临床上的治疗意义。

7. 临床预测

这里的预测是多方面的，既可以预测哪一种治疗方案对病人更有效，也可以预测一个人是否会患某种疾病，比如对肿瘤病人是否会出现转移的预测，或者病人的生存期。Nie 等人设计了一个深度学习模型来预测脑肿瘤病人的生存期，通过对脑肿瘤的多模态核磁共振（这里包括结构核磁共振和功能核磁共振）的分析，并结合病人的临床信息和人口统计学特征，如肿瘤大小和级别、病人年龄等来估计病人的总体生存期。在模型训练中使用 K– 折交叉验证来估计模型的表现，设 650 天为短期和长期生存的分界。研究者发现，使用多模态核磁共振并考虑临床信息和人口统计学特征可以很好地预测一个三级或四级脑肿瘤病人的生存时间，一个预测曲线如图 7.6 所示。

在帮助人们定义基于医学影像的深度学习研究中，美国放射影像协会的数据科学学院开发了一个人工智能应用场景列表。

这个列表对人工智能在放射影像的各个分支领域的应用都给出了详细的定义，包括用什么样的影像模态，针对哪些解剖部位，计划的输入数据的技术指标和期望的输出结果。这个列表的网址为 https://www.acrdsi.org/DSI-Services/Define-AI，并且列表还在不断更新中。这个列表可以作为研究人员开发和设计深度学习的一个重要参考。

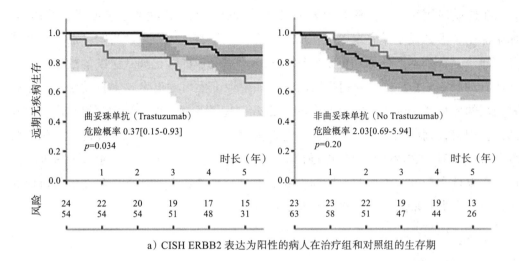

a）CISH ERBB2 表达为阳性的病人在治疗组和对照组的生存期

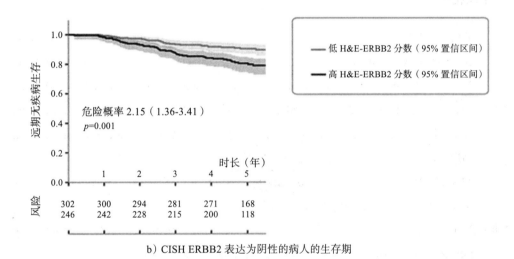

b）CISH ERBB2 表达为阴性的病人的生存期

图 7.5 深度学习预测乳腺癌病人对赫赛汀的效果

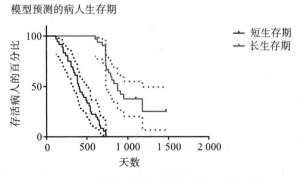

图 7.6 通过深度模型预测肿瘤病人的生存期

　　在这些应用场景中，一个重要的考虑是人类专家所扮演的角色或所起的作用。如果深度学习的设定是完全自动化的，且在其中没有人类专家的参与，那么某些任务，即使是很基本的任务，也是值得深度学习去完成的，比如从医院的数据库里找出所有的肺癌 CT 并自动分割肺癌病灶。如果深度学习的设定是半自动化的，也就是说它的应用是和人类专家相配合的，那么有些任务就不需要深度学习，比如对肺部进行扫描，判断病人是否有气胸，这是人类专家自身就可以充分完成的。如果深度学习可以对气胸的体积变化进行自动测量，那就会对人类专家有很大的帮助。所以，在设计和开发深度学习研究前，我们需要仔细考虑哪些任务是深度学习可以有效地提升人类专家的效率或辅助人类专家的。

参考文献

[1]　TATONETTI N, FERNALD G, ALTMAN R. A novel signal detection algorithm for identifying hidden drug-drug interactions in adverse event reports[J]. Journal of the American medical informatics association, 2012, 19(1): 79-85.

[2]　WHITE R, TATONETTI N, SHAH N, el al. Web-scale pharmacovigilance: listening to signals from the crowd[J]. Journal of the American medical informatics association, 2013, 20(3): 404-408.

[3]　MAATEN L, HINTON G, Visualizing data using t-SNE[J]. Journal of machine learning research, 2008, 9(11): 2579-2605.

[4]　HINTON G, ROWEIS S. Stochastic neighbor embedding[J]. Advances in neural information processing systems, 2002, 1: 857-864.

[5]　LEVINE D, BROWN D, ANDREOTTI R, et al. Management of asymptomatic ovarian and other adnexal cysts imaged at US: society of radiologists in ultrasound consensus conference statement[J]. Radiology, 2010, 256(3): 943-954.

[6]　AIELLO M, CAVALIERE C, D'ALBORE A, et al. The challenges of diagnostic imaging in the era of big data[J]. Journal of clinical medicine, 2019, 8(3): 316.

[7]　YANG L, HONG S, ZHANG X, et al. High-frequency sensitive generative adversarial network for low-dose ct image denoising[J]. IEEE Access, 2019, 8: 930-943.

[8]　CHILAMKURTHY S, GHOSH R, TANAMALA S, et al. Deep learning algorithms for detection of critical findings in head CT scans: a retrospective

study[J]. The Lancet, 2018, 392(10162): 2388-2396.

[9]　MA X, HADJIISKI L, WEI J, et al. U-Net based deep learning bladder segmentation in CT urography[J]. American association of physicists in medicine, 2019, 46(4):1752-1765.

[10]　FAUW J, LEDSAM J, PAREDES B, et al. Clinically applicable deep learning for diagnosis and referral in retinal disease[J]. Nature medicine, 2018, 24: 1342-1350.

[11]　FAN J, WANG J, CHEN Z, et al. Automatic treatment planning based on three-dimensional dose distribution predicted from deep learning technique[J]. American association of physicists in medicine, 2019, 46(1): 370-381.

[12]　BYCHKOV D, LINDER N, TIULPIN A, et al. Deep learning identifies morphological features in breast cancer predictive of cancer ERBB2 status and trastuzumab treatment efficacy[R]. Scientiific reports, 2021, 11: 4037.

[13]　NIE D, LU J, ZHANG H, et al. Multi-channel 3D deep feature learning for survival time prediction of brain tumor patients using multi-modal neuroimages[R]. Scientiific reports, 2019, 9: 1103.

[14]　MONGAN J, MOY L，JR C. Checklist for artificial intelligence in medical imaging (CLAIM): a guide for authors and reviewers[J]. Radiology: artificial intelligence, 2020, 2(2): 1-6.

[15]　LIU X, RIVERA S, MOHER D, et al. Reporting guidelines for clinical trial reports for interventions involving artificial intelligence: the CONSORT-AI extension[J]. Nat med, 2020, 26(9): 1364-1374.

[16]　DECIDE-AI Steering Group, DECIDE-AI: new reporting guidelines to bridge the development-to-implementation gap in clinical artificial intelligence[J]. Nature medicine, 2021, 27(2): 186-187.

[17]　NORGEOT B, QUER G, JONES B, et al. Minimum information about clinical artificial intelligence modeling: the MI-CLAIM checklist[J]. Nature medicine, 2020, 26(9): 1320-1324.

[18]　BOUSSARD T, BOZKURT S, LOANNIDIS J, et al. MINIMAR (MINimum Information for Medical AI Reporting): developing reporting standards for artificial intelligence in health care[J]. Journal of the American medical informatics association, 2020, 27(12): 2011-2015.

[19]　SENGUPTA P, SHRESTHA S, BERTHON B, et al. Proposed requirements

for cardiovascular imaging-related machine learning evaluation (PRIME): a checklist: reviewed by the American college of cardiology healthcare innovation council[J]. JACC cardiovascular imaging, 2020, 13(9): 2017-2035.

[20] RIVERA S, LIU X, CHAN A, et al. Guidelines for clinical trial protocols for interventions involving artificial intelligence: the SPIRIT-AI extension[J]. Nature medicine, 2020, 26(9): 1351-1363.

[21] BOSSUYT P, REITSMA J, BRUNS D, et al. STARD 2015: An updated list of essential items for reporting diagnostic accuracy studies[J]. Radiology, 2015, 277(3): 826-832.

第 8 章

医疗领域的自然语言处理

近年来医疗数据挖掘技术发展迅速，然而目前医疗数据结构化仅处于起步阶段，更多的医疗数据仍然以自然语言文本形式出现。自然人的学习能力有限，因此学者们尝试通过自然语言处理辅助完成汇总医学领域知识的过程，将知识提炼出来，提取其中有用的诊疗信息，最终形成知识本体或者知识网络，从而为后续的各种文本挖掘任务提供标准和便利。

8.1 自然语言

文本数据

医疗领域的自然语言主要以文本数据为主。以字符串形式存在的数据统称为文本数据，典型的文本数据包括门户网站的新闻、社交网站的评论、电子图书馆的书籍等。一般而言，自然语言具有如下 3 个特点。

（1）复杂性

以英语为例，英语中有 20 多万个词汇，而很多词汇都具有多义性，句子的语法种类也非常多。相对于具有确定语义和语法的机器语言，自然语言更难被机器理解。

（2）模糊性

语言基于交流者的既有共识，对一句话的理解要考虑上下文的语境，要考虑被省略的部分，甚至还有隐藏在表面含义下，需要思考才能得知的隐藏含义（如讽刺或是用疑问表示请求）。

（3）多变性

人们的共识在不断产生和变化，所以新的含义和使用方法随之不断产生。这些特点使自然语言处理技术得到广泛关注。早期，该技术体现为基于语法规则的专家系统，该系统试图通过语言学知识对语句规则进行归总，从而使计算机可以按照逻辑判断处理自然语言。随着统计学模型的引入，自然语言处理会根据一个词的前后词、词性和含义的不同建立概率模型，进而计算出目标文本的高概率结果。如今，自然语言处理逐渐成为机器学习的重要领域之一，在分词、翻译、自动写作等工作场景中都有了市场级的应用。

8.2　自然语言处理概述

自然语言处理（Natural Language Processing，NLP）是人工智能领域中的一项技术，随着计算机技术的发展，该技术也在过去 20 年中得以迅速发展。日常生活中，每个智能手机的用户都在使用 NLP，例如，语言翻译、个人数字助理和语音控制家用电器自动化系统。

该技术现在越来越多地应用于医学领域，例如，包含患者治疗记录的电子健康记录（Electronic Health Record，EHR）的应用在相当大的程度上就是基于 NLP 技术的。EHR 是患者纸质病历的电子化版本，它可以更全面、更广泛地记录患者的所有历史治疗记录，超越了以往收集临床数据的方式。EHR 可以帮助医生更快速地做出临床决策，并可以大大简化医护人员的工作流程。此外，自动问答系统的出现和发展，使医患间的沟通方式发生了变革，同时也可以使非医学专业的人员在网络上搜索医学信息时获得较为专业的结果。

NLP 是计算机对自然语言的分析。NLP 的主要目标是处理文本、语音输入或输出，它不仅可以对字符、句子、短语或段落数据进行分析，而且可以对复杂的句法和语音数据进行分析。NLP 模型包括一系列算法和各种假设，这些算法和假设是根据观测到的数据对未观察到的数据进行推论所需的。与人类相比，AI 可以在较短时间内分析和处理更大的数据集，在更短的时间内获得经验，并不断地矫正分析过程，从而实现动态学习或训练。

8.3　数据集的预处理

让机器理解并分析人类的自然语言，其过程是极其复杂的，自然语言数据相较于统计数据更为复杂。自然语言中的单词通常会包含多种含义，要使 NLP 模型更好地输出分析结果，必须对数据进行预处理，才可以确保模型内损失最小，模型结果更加准确。几种常见的 NLP 数据集的预处理方式如表 8.1 所示。

表 8.1　NLP 数据集预处理方法

句法分析 基于单词组合、顺序和语法规则的单词和短语分析	
分词	按照特定需求分割短语，把文本数据切分成字符串序列，切分后的元素通常是词语及标点符号，这些元素一般被称为词元
词形还原	把一个任何形式的语言词汇还原为可以表达完整语义的一般形式，用于标准化单词的拼写
词干提取	用于提取单词的词干或词根形式，提取出的单词不一定能够表达完整的语义
词性标注	用于对句子中的单词的词性进行标注，这有助于更加准确地判断出其真实含义
停用词移除	用于删除文本中不具备有价值语义且频繁出现的单词，以降低特征向量的维度，大大减少了用于分析的数据量
语义分析 基于上下文及单词之间关系的文本真实含义分析	
词义消歧	在自然语言中存在大量多义词。词义消歧技术可以根据单词的上下文确定单词的真正含义，以提高分析结果的准确性
关系抽取	从海量的非结构化文本中确定实体之间的关系，以抽取出有用的信息，并结构化成后续分析中可用的格式

8.3.1　句法分析

句法分析（syntactic analysis）是基于单词组合、顺序和语法规则的单词和短语分析。这种分析方式是为了让机器更精准地分析出文本中组成句子的各单词的含义，让机器理解一个单词的真实含义，从而理解一个句子的具体含义。

1. 分词

分词（tokenization）是文本处理过程中的一项基本技术。通常来讲，分词就是将连续的词序列按照一定的规范重新组合的过程。我们知道，在英文的行文中，单词之间是以空格作为自然分界符的，所以英文的分词极其简单，只需要通过空格符就可以进行单词的切分。而中文的字没有形式上的分界符。虽然英文也同样存在短语的划分问题，不过在分词上，中文比英文要复杂、困难得多。

中文的最小组成单元是字。一般而言，一个字很难具有独立完整的表意能力。那些有明确分隔符的结构句的复杂性又过高。因此，中文自然语言处理的最基本环节之一就是分词，即对汉字进行组合，将文本切分为带空格的、由词组成的形式。随着深度学习的广泛应用，依靠算力和数据，以字为单元进行的 NLP 技术已经出现。

1）基于词典匹配的算法

这类算法的核心是构造词典，进而按照一个具体算法切分文本。比如，通过逐字读取将词汇提取出来，得到一个由当前文字组成的最长词汇为止，然后进行切分，并重复此过程，不断进行词汇的提取。然而，该算法的缺陷非常明显。分词工作质量完全取决于词典的质量，而词典优化是一个不可控的环节。对于那些变化速度快的领域，维护词典的成本非常高。此外，这个流程也没有使用上下文所隐含的信息。

2）基于统计模型的算法

这种算法的基本思想是将词汇定义为稳定的字的组合，那么就可以对样本语料进行统计，计算出其中出现频率较高的字的组合。进行分词时，对目标文本进行一定算法下的概率计算，就得到了结果。这种算法的领域适应能力强，但缺点是无法区分常用的字组合与词组合，却可能划分出一些无意义的常用词连接，如"这一"等。

3）基于机器学习的算法

机器学习的方法是基于字的标注。对于所有的字，根据其在词中的位置为其贴上标签。比如，设计 4 种标签：B（代表该字是词首）、M（代表该字在词中）、E（代表该字是词尾）、S（代表该字独自成词）。按照这个标准，人工对所有训练集进行标注，然后对词位特征进行学习，从而得到一个学习模型。之后，再利用该学习模型对目标文本进行处理，得到全文每个字的词位标注，依此进行切分，得到分词结果。这个过程非常简单，无须对各类词进行分类处理。

2. 词形还原及词干提取

词形还原（lemmatization）及词干提取（stemming）是文本数据预处理中很重要的技术。词形还原是把一个可以表达完整语义的单词还原为一般形式。词干提取不同于词形还原，其提取的元素不一定有具体的意义。但这两种技术的目的是相同的，都是为了规范化词汇，都是将词的不同形态进行统一化处理。

以词形还原为例，在英语中，do、does、did 是同一个单词的 3 种不同形态，是时态和语态的变化产生的单词变形。利用词性还原技术，在一些应用领域可以将 does 和 did 还原为单词的基本形态：do。

词干提取技术相较于词形还原则复杂许多。以英语为例，很多单词是以相同的词干加上后缀形成的，例如"happiness"的词干为"happy"，以"happy"为词干的单词还有"unhappy""unhappiness"等。利用词干提取技术，可以把一个单词中的词干或者单词中的某几个字母提取出来。

使用这两种技术对文本数据进行预处理，可以降低单词因为时态、单复数而产生的变形等对于处理结果精度的影响。目前，这两种技术主要应用于英文文本中。因为中文语态和时态的变化并不是通过单词的变形来实现的，所以中文文本数据几乎不需要使用这两种技术进行数据的预处理。

3. 词性标注

在分词的基础上，我们可以通过词性标注（part-of-speech tagging）技术对单词进行词性分析。词性是根据词的特点对词的类别进行划分，以便进一步对句子的结构进行分析，对句子的含义进行理解。中文的词性划分并没有统一的标准。从构造来看，中文没有词形的变化作为判别标准，很多常用词在句中的应用具有很大的灵活性。中文分词词性对照表通常依据北京大学或中国科学院标准，如图 8.1 所示。

词性标注的算法类似于分词算法：第一种算法是先确定那些只有一种词性的词，根据其出现的频率确定词性；第二种算法是根据一个词前面的 N 个词来判断这个词的词性。如今的深度学习则是学习大量标注词性标签的语料数据。

词性标注不仅可以提升文本数据分析的准确性，还可以对单词的发音进行判断，因为在一句话中，不同词性的单词的重音不同，这有利于机器辨别多义词的真正语义。

4. 停用词移除

停用词（stop word）是指文本中没有多少实际意义且频繁出现的词语，包括助词、连词、副词、语气词等词性，例如"的""地""吧""这个""那个"等词通常会被认定为停用词。这些词汇通常没有实际的意义，从句子中去掉停用词并不影响对整个语句的理解，或者对观测结果的影响不大。有时，敏感词和低俗词也都被视作停用词。

词性编码	词性名称	注 解
Ag	形语素	形容词性语素。形容词代码为 a，语素代码 g 前面置以A.
a	形容词	取英语形容词 adjective 的第1个字母.
ad	副形词	直接作状语的形容词。形容词代码 a和副词代码d 并在一起.
an	名形词	具有名词功能的形容词。形容词代码 a和名词代码n 并在一起.
b	区别词	取汉字"别"的声母.
c	连词	取英语连词 conjunction 的第1个字母.
dg	副语素	副词性语素。副词代码为 d，语素代码 g 前面置以D.
d	副词	取 adverb 的第2个字母，因其第1个字母已用于形容词.
e	叹词	取英语叹词 exclamation 的第1个字母.
f	方位词	取汉字"方".
g	语素	绝大多数语素都能作为合成词的"词根"，取汉字"根"的声母.
h	前接成分	取英语 head 的第1个字母.
i	成语	取英语成语 idiom 的第1个字母.
j	简称略语	取汉字"简"的声母.
k	后接成分	
l	习用语	习用语尚未成为成语，有点"临时性"，取"临"的声母.
m	数词	取英语 numeral 的第3个字母，n，u已有他用.
Ng	名语素	名词性语素。名词代码为 n，语素代码 g 前面置以N.
n	名词	取英语名词 noun 的第1个字母.
nr	人名	名词代码 n和"人(ren)"的声母并在一起.
ns	地名	名词代码 n和处所词代码s并在一起.
nt	机构团体	"团"的声母为 t，名词代码n和t并在一起.
nz	其他专名	"专"的声母的第 1个字母为z，名词代码n和z并在一起.
o	拟声词	取英语拟声词 onomatopoeia 的第1个字母.
p	介词	取英语介词 prepositional 的第1个字母.
q	量词	取英语 quantity 的第1个字母.
r	代词	取英语代词 pronoun 的第2个字母，因p已用于介词.
s	处所词	取英语 space 的第1个字母.
tg	时语素	时间词性语素。时间词代码为t，在语素的代码g前面置以T.
t	时间词	取英语 time 的第1个字母.
u	助词	取英语助词 auxiliary
vg	动语素	动词性语素。动词代码为 v. 在语素的代码g前面置以V.
v	动词	取英语动词 verb 的第一个字母.
vd	副动词	直接作状语的动词。动词和副词的代码并在一起.
vn	名动词	指具有名词功能的动词。动词和名词的代码并在一起.
w	标点符号	
x	非语素字	非语素字只是一个符号，字母 x通常用于代表未知数、符号.
y	语气词	取汉字"语"的声母.
z	状态词	取汉字"状"的声母的前一个字母.
un	未知词	不可识别词及用户自定义词组。取英文Unkonwn首两个字母. (非北大标准，CSW分词中定义)

图 8.1　中文分词词性对照表

　　停用词移除（stop word removal）是文本数据预处理的一个重要步骤。对停用词的处理通常有两种方式：一是将分词结果中的停用词剔除；二是将文本中的停用词替换为"＊"。对停用词的过滤和剔除是为了降低数据特征向量的维度，可以大大减少用于分析的数据量，提升自然语言数据处理的速度。

8.3.2　语义分析

　　语义分析（semantic analysis）指基于上下文及单词之间关系的文本的真实含义的分析。该技术描述基于含义和上下文理解自然语言（人类交流方式）的过程，通过识别文本元素，并匹配各元素在句子中的逻辑和语法角色，来分析周围文本中的上下文，并分析文本结构，以准确理解具有多个语义的单词的正确含义。

　　语义分析技术通过处理句子的逻辑结构识别文本中最相关的元素，从而理解并判断出文本所描述的主题，通过该技术还可以了解文本中不同概念之间的关系。例如，如果理解一个文本是关于"医疗"和"药物"的，即使文本中并没有包含这两个词，但包含相关的概念，如"发烧""阿莫西林""头疼""鼻涕"等词汇，通过识别这些词汇与"医疗"和"药物"的关系，也可以准确地判断出文本所描述的主题。语义分析和自然语言处理可以帮助机器自动理解文本，这可以支持将医学相关的文本转化为极有价值的诊疗信息。

1. 词义消歧

　　在人类语言中，许多单词都包含多种语义。句子中的上下文不同，或者词性不同，都会导致单词有不同的含义。人类通过学习和经验积累，可以根据语境用多种方式去理解单词真正的含义。

　　在 NLP 中，词义消歧（Word Sense Disambiguation，WSD）是一种确定单词在特定上下文中含义的技术。词汇模糊性、句法或语义模糊性是 NLP 系统面临的重要问题之一。解决语义模糊性问题这一过程被称为词义消歧。解决语义模糊性比解决语法模糊性更难。

　　例如有如下两个句子：

□ 小明买了一个苹果手机。
□ 小明喜欢吃苹果。

"苹果"一词在第一句中表示公司名称,而在第二句中则表示一种水果。词义消歧技术就是要在特定的语境中识别出某个含有多种意义的单词的真实含义,主要有以下4种方法:

1)基于字典的方法

顾名思义,这些方法主要依靠词典和词汇语料库来消除歧义。其中代表性的研究是 Lesk 算法,该算法是迈克尔·莱斯克于1986年推出的开创性词典方法,Lesk算法基于词汇与上下文有相同的主题这个假设,简洁版的算法将有歧义的词汇在字典中的定义与上下文进行比较。在2000年,基尔加里夫和罗森斯韦格将简化的Lesk定义描述为"衡量单词和当前上下文的定义之间的覆盖度",这进一步意味着一次可以识别一个单词的正确意义。

2)有监督方法

为了消除歧义,机器学习方法利用词义标注语料来建立模型,并不断地训练消歧模型。该方法假定上下文可以提供足够的证据来消除歧义。在这些方法中,推理被视作不必要的。上下文表示为单词的一组"特征"。它包括有关周围单词的信息(例如周围单词的词性)、上下文中的句法关系特征及语义角色标注类信息。但是该方法依赖大量人工来标注语料,是一种非常昂贵的方法。

3)半监督方法

由于缺乏训练语料库,大多数词义消歧算法都使用半监督学习方法。这是因为半监督方法既使用标注过的语料,也使用未标注过的语料。这些方法只需要非常少量的标注文本和大量的普通未标注文本。

4)无监督方法

无监督方法使用未标注的语料来建立模型。该方法是一种贝叶斯分类器,通过计算单词在不同上下文中出现的词性的概率,不断迭代后得到最终分类的模型。该方法不依赖任何外部数据源,因此成本最低。

2. 关系抽取

机器学习技术将信息抽取带到了新的水平。这种信息抽取有助于为知识图谱的生成提供动力,使得对数据有更全面的了解。信息抽取通常分为实体抽取及关系抽取。实体抽取对应真实世界的实体概念，即抽取一个描述实体的单词。关系抽取则可以呈现两个及两个以上的实体之间的关系。

关系抽取是从文本中提取语义关系的技术。提取的关系通常存在于某一类型的两个或多个实体（例如人、组织、地点）之间，分为若干语义类别。关系抽取技术是 NLP 领域的一项革命性创新。该技术可以在非结构化文本中抽取出有用的实体信息。

8.4　常见的自然语言处理技术

8.4.1　文本向量化

在执行 NLP 任务时，我们处理的数据都是文本内容，也就是说，是英语、汉语、法语等抽象符号。这样的抽象符号人类能够理解，而计算机不能直接分析处理。为了让计算机能够理解，需要将这些抽象符号映射到数学空间，方便进一步处理。文本向量化就是一种映射方法，即用向量来表达文本，以便机器学习算法进行处理。

（1）词袋模型

词袋模型（bag of word）是最早的以词为基本处理单元的文本向量化方法。词袋模型先构建一个包含语料库中所有词的词典，然后根据词典完成对每个词的向量化，进而完成文本向量化。举个例子，现在有如下两个文本：

❑ John likes to watch movies, Mary likes too.
❑ John also likes to watch football games.

我们构建一个词袋模型词典，如表 8.2 所示。

表 8.2　词袋模型

1	2	3	4	5	6	7	8	9	10
John	likes	to	watch	movies	also	football	games	Mary	too

该词典本身是一个向量，进而用 0 和 1 指代词典中的某个词。以 watch 为例，watch 在词典中的位置是 4，那么在用来表示 watch 的向量中，第四个位置是 1，其

余都是 0，即

$$watch = [0, 0, 0, 1, 0, 0, 0, 0, 0, 0]$$

这种表示方法称为独热向量表示。完成对所有词的向量化之后，就可以得出两个文本的向量化结果，每个文本的向量长度都是词典的大小，向量中每个位置的元素代表词典中该位置的词在文本中出现的次数。以文本 1 为例，John 出现了 1 次，likes 出现了 2 次，football 出现了 0 次，以此类推，结果如下：

$$文本 1 = [1, 2, 1, 1, 1, 0, 0, 0, 1, 1]$$

词袋模型存在几个问题。首先是维度灾难。由于词典的维度等于语料库中包含的词汇数，假如文本的词汇量很大，维度就会非常高，这样的数据是难以处理的。从词汇的角度来说，向量化后并没有保存它的语义，也就是相近的单词从其向量表达中是看不出来的。从文本的角度来说，向量化后并没有保存它的语序，也就是从向量表达中看不出单词间的顺序。

（2）Word2vec 模型

为了解决词袋模型维度高的问题，出现了通过语言模型构建词向量的方式。Word2vec 是一种自然语言处理技术，于 2013 年发布。Word2vec 算法使用神经网络模型从大量文本中学习单词间的关系。一旦这种模型训练好，就可以检测同义词或句子的其他有关联的单词。

8.4.2 词云

词云是表达关键词的一项非常流行的技术。它是一类图形，可将文本中的关键词都呈现出来，并且根据每个关键词分配的权重来决定其大小，使整体的图案能显而易见地表现出不同关键词的重要程度。词云的权重可以根据联系直接赋予。如图 8.2 所示，与 COVID-19 相关的词汇出现的频率越高，该词汇就越大。

对于文本数据，可以利用分词技术和计数算法自动地从文本中找出高频词汇，一般以词汇出现的频率作为权重，生成词云图，从而对文本内容产生概览，以便对不同文本进行比较。同时，词云算法也用到了词性分析技术，以便从结果中删除一些无意义的常用助词，或者按照名词、动词的词性划分来筛选结果。

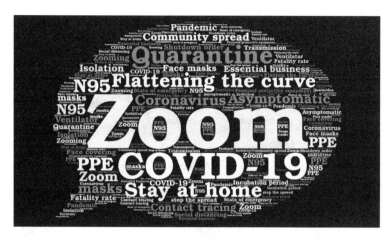

图 8.2 词云图[⊖]

8.4.3 知识图谱

进行词性分类后，下一个常见的任务叫作专有名词识别。这些专有名词指向了现实世界中的一些特定实体，通过分析文本就可以建立文本中实体之间的关系网。在这项分析中，最常用的技术之一是知识图谱。由大量的实体、实体之间的关系，以及实体所拥有的属性所组成的网状结构知识库被称作知识图谱。

知识图谱是一种很好用的、基础的、可以识别对象（如专有名词）的工具。如图 8.3 所示，从自动生成的知识图谱中可以看到，它能将大量非结构化的文本数据转化为结构化的图数据，从而便于研究者进一步建模处理。

8.4.4 自动文摘

文本处理的另外一种常见任务是提炼文本的核心内容，缩减文本量，使得用户可以更高效地理解规模较大的文本，节省阅读时间。完成这一任务的算法被称作自动文摘。自动文摘算法大致可以分为权重计算、内容选择和语句组织 3 个部分。首先，根据关键词或文本的网络结构对文章中的句子进行打分，来衡量其信息含量及重要程度。接下来，根据已经选择的句子涵盖的信息调整其余句子的权重，利用优化算法减少冗余。最后，使用基于语法规则的语句压缩技术来缩短摘要的篇幅。上述过程称作抽取式的摘要生成，如图 8.4 所示。

⊖ 资料来源：https://news.miami.edu/stories/2020/09/pandemic-popularizes-a-plethora-of-words,-phrases.html。

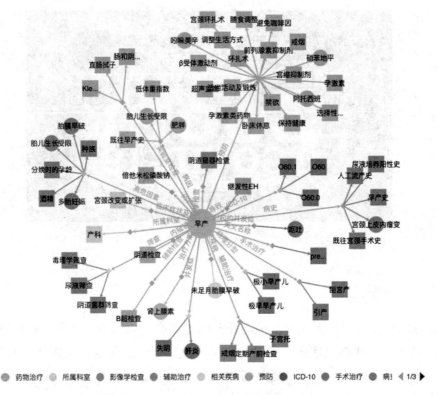

图 8.3　关于早产诊断的知识图谱[⊖]

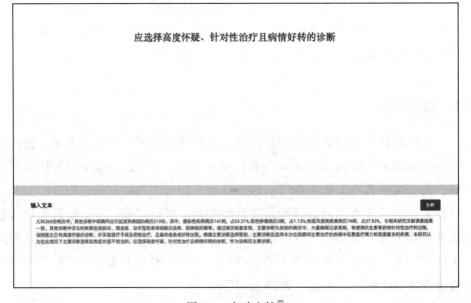

图 8.4　自动文摘[⊖]

⊖　资料来源：http://cmekg.pcl.ac.cn。
⊖　该图使用 Dagoo 平台生成。

8.4.5　情感分析

另一个常见的文本处理任务是情感分析，即分析文本内容中所蕴含的情感。目前情感分析多用于了解社交网络中用户之间的关系、用户对时事舆论的普遍感情态度等。

情感分析系统中常见的基础要素有实体、属性、情感、情感主体、时间等，即描述出哪个情感主体何时对哪个实体的什么属性产生了什么样的情感。有些情感分析系统只区分积极和消极两种情感，而有些则分为快乐、悲伤、愤怒等多种情感。情感分析技术目前可以对显性的情感描述词汇进行捕捉，然而对文本内容中隐性情感表达的处理还在探索阶段。

在医疗领域，可以通过患者对药物治疗效果的反馈进行情感分析，辅助医生判断药物在实际临床应用中的疗效如何。如图 8.5 所示是简单对药物疗效反馈的情感分析，红色代表负面情绪，蓝色代表正面情绪，紫色代表中立情绪。图 8.5a 分析了一些诸如"解决不了""没用""治标不治本"等负面反馈，情感分析图显示情感强度只有 0.41%；图 8.5b 包含了"有效、吃了有好转、强烈推荐"等正面反馈，情感分析图显示情感强度达到 98.15%。

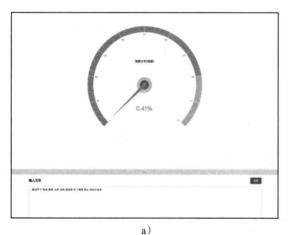
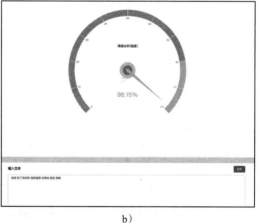

a)　　　　　　　　　　　　　　　　b)

图 8.5　情感分析⊖（见彩插）

8.4.6　谷歌 BERT 技术

BERT（Bidirectional Encoder Representations from Transformer）出自谷歌人工智能语言研究人员在 2018 年发表的一篇论文⊜。该论文展示了该技术在各种 NLP 任

　⊖　该图使用 Dagoo 平台生成。
　⊜　论文地址：https://arxiv.org/abs/1810.04805。

务（包括问答 SQuAD v1.1、自然语言推理 MNLI 等）中最先进的结果，在机器学习领域引起了轰动。

BERT 的关键技术创新是将流行的注意力模型（Attention Model）Transformer 的双向训练应用于语言建模。在论文中，研究人员详细介绍了一种名为 Masked LM（MLM）的新技术，该技术允许在以前不可能进行双向训练的模型中进行双向训练。论文的结果表明，与单向训练的语言模型相比，双向训练的语言模型可以对语言上下文有更准确的理解。

BERT 使用了 Transformer 技术，这是一种注意力模型，可以让机器学习文本中单词之间的上下文关系。在以往的模型中，Transformer 包括两个独立的机制：一个读取文本输入的编码器和一个生成预测的解码器。由于 BERT 的目标是生成语言模型，因此只需要编码器机制。

与顺序读取文本输入（从左到右或从右到左）的定向模型相反，Transformer 编码器可以一次读取整个单词序列，因此它是非定向的模型。这个特性允许该模型根据单词的所有周围环境（单词的左侧和右侧）来学习文本的上下文。

在预训练语言模型时，定义预测目标是一个挑战。为了克服这一挑战，BERT 使用了两种训练策略：一是 Masked Language Model（MLM）；二是 Next Sentence Prediction（NSP）。

1）MLM 技术是在将单词序列输入 BERT 模型之前，将每个序列中 15% 的单词替换为 [MASK] 标记。然后，该模型尝试根据序列中剩余的其他单词提供的上下文来预测 [MASK] 位置原有的单词。从技术角度来说，输出词的预测需要：

- ❑ 在编码器输出之上添加一个分类层。
- ❑ 将输出向量乘以嵌入矩阵，将它们转换为词汇维度。
- ❑ 用 softmax 计算词汇表中每个词的概率。

BERT 模型比单向语言模型训练效果更好的主要原因是使用了 MLM。然而由于 [MASK] 并不会出现在后续的微调（fine-tuning）阶段，因此预训练阶段和微调阶段之间产生了不匹配。BERT 模型采用了以下策略来解决这个问题。

首先在每一个训练序列中以 15% 的概率随机地选中某个词元（token）位置用于预测，假如是第 i 个 token 被选中，则会被替换成以下 3 个 token 之一：

❑ 80% 的情况下是 [MASK]。例如：

my dog is hairy → my dog is [MASK]

❑ 10% 的情况下是随机的其他 token。例如：

my dog is hairy → my dog is apple

❑ 10% 的情况下是原来的 token。例如：

my dog is hairy → my dog is hairy

之后，再用该位置对应的 T_i 去预测出原来的 token。该策略使 BERT 模型可以抽取出任何 token 的表征信息[⊖]。

2）NSP 策略是，在 BERT 训练过程中，向模型输入成对的句子，并学习预测一对句子中的第二个句子是否是原始文本中第一个句子的下一句。在训练期间，50% 的第二个句子是原始文本中第一个句子的下一句（标记为 IsNext），而另外 50% 的输入是从语料库中随机选择的一个句子作为第二个句子（标记为 NotNext）。

BERT 无疑是机器学习用于自然语言处理的突破。它的设计思路简洁且有效，并允许在后续阶段进行微调（fine-tuning）。因此，BERT 模型在机器学习领域得到广泛的应用。

如图 8.6 所示是 BERT 模型在生物医学文本挖掘领域的应用实例。用 BERT 模型对中文生物医学语料库进行预训练，对中文生物医学文本进行挖掘，训练机器学习生物医学中的长尾概念和术语。

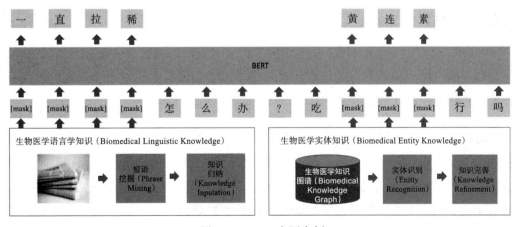

图 8.6　BERT 应用实例

⊖ BERT: Pre-training of Deep Bidirectional Transformers for Language Understanding。

8.5 自然语言处理在医疗领域的应用

NLP 在医学中的应用多种多样，包括生物医学研究、患者护理、诊断、临床决策等。NLP 的研究用途包括在大型数据库和应用中搜索相关临床试验的工具，以简化药物发现、预测目标和识别不良事件。在直接患者护理方面，NLP 已被证明能够成功应用于急诊分诊过程，并由此改善临床结果。该技术在诊断背景中也取得了成功，可用于对放射学报告进行分类，以确定适当的临床反应，减少人工输入。

NLP 在重症监护中的使用一直侧重于改善 EHR、预测患者结果及识别适合重症监护试验的患者。为了改善 EHR，NLP 已用于从患者笔记中提取信息，以生成更完整的问题列表。一项研究表明，NLP 模型可以将问题列表的灵敏度从 8.9% 提高到 77.4%，这显然有可能改善患者安全，并减少诊断的延误，降低诊断成本。

NLP 还通过从文本数据中提取额外细节来改进基于生命体征记录和实验室结果的预测，该技术可以轻松地应用于其他任务，如临床研究的风险评估调整和质量改进计划。

NLP 还可用于寻找合适的临床实验参与者。亚马逊提供了名为"亚马逊综合医疗"的软件，该软件通过 NLP 技术分析 EHR，根据包含符合要求的患者信息的病理编码，准确地为临床试验找到合适的患者。该应用旨在在模型筛查前选择患者，可减少人工复查列表 85%，提高灵敏度到 90%。这非常有助于提高临床试验参与者的招募效率，在之前，这项任务往往需要一组研究人员进行筛选。该技术对那些对于时间敏感的研究更加有利。

8.5.1 生物医学文本挖掘

生物医学文本挖掘主要用于从生物医学的文本数据中提取出诸如基因和蛋白质、药物和疾病之间的关系等有效信息，这对整个医学知识网络的建立、病理的研究及新药的研制等均具有重要意义。

随着生物医学领域文献数量的不断增加，且一些新的生物医学的发现和新的实验数据不断发表在近年的生物医学文献中，针对这一庞大的文献的处理，是生物医学文本挖掘最常见的动机之一。因为如此大量的生物医学文献，即使在专家领域，也不能完全依靠人工的方法去掌握研究的现状和发展趋势，获取生物医学知识，并提取感兴趣的信息。在分子生物学和生物医学知识提取领域，生物医学文献文本挖掘和信息提取技术显得尤为重要。

生物医学文本挖掘是集计算语言学、生物信息学、医学信息科学、研究领域等于一体的前沿研究领域。它属于生物信息学的一个分支，是指利用文本挖掘技术处理生物医学文献对象，获取生物信息后进行组织和管理，并提供给研究人员。因此，生物医学文本挖掘可以提取各种生物信息，如基因和蛋白质信息、基因表达调控信息、基因多态性和表观遗传信息、基因与疾病关系等。这些生物信息不仅可以帮助人们了解生活现象，了解生命活动的规律还有助于人们了解疾病生成机制，促进疾病诊断技术的发展，促进生物医学研究领域新药的开发。

图 8.7 所示为 UniProt Knowledgebase（UniProtKB）数据库，该数据库包含蛋白质序列、功能、分类、交叉引用等信息，它主要由两部分组成。

1）UniProtKB/Swiss-Prot：高质量的、手工注释的、非冗余的数据集，主要来自文献中的研究成果和 E-value 校验过的计算分析结果。有质量保证的数据才被加入该数据库。

2）UniProtKB/TrEMBL：该数据集包含高质量的计算分析结果，主要是应对基因组项目获得的大量数据流以及人工校验在时间上和人力上的不足。

在三大核酸数据库（EMBL-Bank、GenBank、DDBJ）中注释的编码序列都被自动翻译并加入该数据库中。它里面也有来自 PDB 数据库的序列，以及 Ensembl、Refeq 和 CCDS 基因预测的序列。

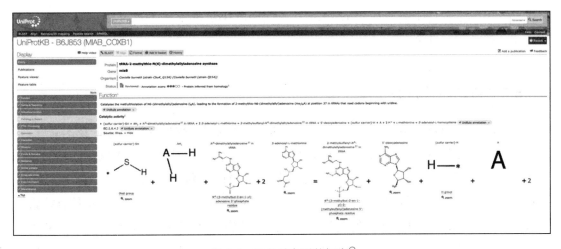

图 8.7　蛋白质序列数据库[⊖]

⊖　资料来源：https://www.uniprot.org/uniprot/B6J853。

NLP 技术建立了大量文本挖掘方法，以帮助提取生物信息。如支持向量机（SVM）、最大熵、条件随机场（CRF），以及隐马尔可夫（HMM）等。Fukuda 等人最早利用文本挖掘技术判定了文档中的蛋白质名称，1998 年，Proux 等人第一次应用英语词典来识别文献中的基因和蛋白质名称；Tsuruoka 等人将相关术语的歧义最小化，实现了术语名称的标准化，进而提高了查找信息的效率。

8.5.2　临床决策支持系统

临床决策支持系统（Clinical Decision Support System，CDSS）是一种基于计算机的程序，用于分析电子病历（EHR）中的数据，以帮助卫生保健提供者在护理点实施基于证据的临床诊断。例如，提醒患者筛查 CVD 危险因素、提供治疗方案信息、提示药物依从性问题，以及针对健康行为的变化提供量身定制的建议。临床决策支持系统可以智能地提取并识别电子病历中的诊疗信息，从而形成临床决策建议，这可以减少人为的医疗错误，提升决策效率。

专业可信的医疗知识库的建立是进行 NLP 的基础。在临床决策支持系统中建立专业而权威的词库显得尤为重要。因此，用于进行 NLP 分析的文本数据不仅应该使用医学专业词汇，还应该保证诊断建议来自权威机构，例如由卫健委颁发的一些疾病诊断标准、国家基本药处方集编委会编写的《国家基本药处方集》、中华医学会编写的《临床诊疗指南》以及国家中医药管理局主持编写的《中华本草》等。

临床决策支持工具的代表有 Elsvier 提供的临床决策支持工具以及 Zynx Health 临床决策支持工具等。

8.5.3　自动问答系统

自动问答（Question Answering，QA）领域的进展正引领世界达到新的技术高度，特别是在医疗领域，自动问答系统可以帮助卫生工作者找到解决很多医疗问题的办法。20 世纪 80 年代末，罗伯特·威伦斯基在美国伯克利大学发展了 UNIX 顾问公司。该公司能够回答与 UNIX 操作系统有关的问题。1999 年，人们开始从信息检索（Information Research，IR）的角度对 QA 进行研究。在这方面，QA 系统通过从大量文本（包括答案本身）中检索短文本摘录或短语来回答问题。QA 被视为信息提取和 IR 的组合。

QA 可以被认定为计算机科学学科的 NLP 领域，其重点是开发一个可以自动用自然语言回答人类问题的系统。通常，QA 是一个计算机程序，可以通过查询结构化的信息或知识数据库给出答案，并且 QA 系统可以从非结构化的自然语言文档集合中提取答案。然而事实上，回答问题是 NLP 最重要和最困难的任务之一，它侧重于计算机和人类语言之间的交互。NLP 在 QA 方面面临的主要挑战包括语音识别、情感分析、信息提取、文本摘要、自然语言生成等。

虽然 QA 系统已经取得了重大进展，但基于各种原因，例如大多数医学文本缺乏标签信息、问题多样性及无法理解问答文本的模型等，很少有研究侧重于医学领域。深度学习技术在处理医疗任务方面非常成功。但是，大多数现有医疗系统没有接受过医疗数据集的训练，这会导致准确性差，有时检索到的答案会出现错误。

自动问答系统的工作过程如图 8.8 所示。QA 系统主要包含 3 个过程：问题处理过程、文本处理过程及答案处理过程。

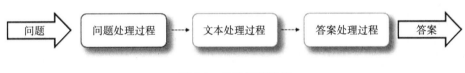

图 8.8　自动问答系统

问题处理过程模块的重点是识别问题词。QA 系统接受用户输入（自然语言中的问题）的文本之后，会评估及分类文本中的信息。主要程序是将问题中表达的语义关系转换为机器可读的形式，以便深入和有效地分析自然语言问题。通常，问题类型会被分为"如何、在哪里、什么、谁、为什么"等类型。这种分类方式有助于更好地对问题的意图进行检测，以生成更准确的答案。

文本处理过程模块的主要任务是选择一组相关文档，通过 NLP 技术，针对问题或文本的重点提取一组段落。答案提取源是通过生成神经模型或数据集获得的。对于检索到的数据，将根据它们与问题的相关性进行排序。对于同一域下的每个文档组，文档被选择，然后使用分词技术拆分为多个句子并存储在阵列中。阵列的每个元素都将被拆分为单词。之后，会匹配问题中的单词和文档中的句子。包含更多与问题相似的单词的句子会被选为候选答案。

在答案处理过程模块使用提取技术处理文档处理模块输出的结果，以显示答案。这是 QA 系统上最困难的任务。虽然问题的答案看起来并不复杂，但它需要从不同的来源合并信息及总结，在此过程中还要准确识别出文本信息的正确含义。在处理答案时，每个相关的问题词应有一个给定的标签作为对应的答案，分析问题词及其相应的预期答案标签，以便从标记的语料库中找到答案。

多源集成平台（MiPACQ）是 QA 系统在医疗领域的典型应用，其架构（其中 ClearTK 是用于开发 NLP 和机器学习组件的框架）如图 8.9 所示。回答临床问题的多源集成平台是一个 QA 管道，将各种 IR 和 NLP 系统整合到可扩展的 QA 系统中。它使用基于医学健康和医学百科全书的人工注释评估数据集。系统可以使用基于 Web 的界面接收临床医生的问题，使用语义注释来处理问题，然后检索候选答案段落，由重新排名系统重新排定段落后，最终将结果呈现给用户。

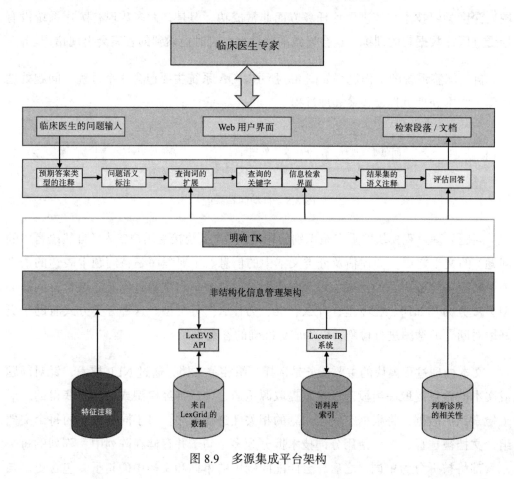

图 8.9　多源集成平台架构

参考文献

[1]　DEVLIN J, CHANG M, LEE K ,et al. BERT: Pre-training of deep bidirectional transformers for language understanding[J]. ArXiv, 2019: 1810. 04805.

[2] ZHANG N, JIA Q, YIN K, et al. Conceptualized representation learning for Chinese biomedical text mining[J]. ArXiv, 2008: 10813.

[3] MEYSTRE S, HAUG P. Improving the sensitivity of the problem list in an intensive care unit by using natural language processing[J]. AMIA annu symp proc, 2006, 2006:554-558.

[4] TISSOT H, SHAH A, BREALEY D, et al. Natural language processing for mimicking clinical trial recruitment in critical care: a semi-automated simulation based on the LeoPARDS Trial[J]. IEEE J biomed health inform, 2020, 24(10): 2950-2959.

[5] FUKUDA K, TAMURA A, TAKAGI T. Toward information extraction: identifying protein names from biological papers[J]. Pac symp biocomput, 1998:707-718.

[6] PROUX D, REHENMANN F, JULLIARD L, et al. Detecting gene symbols and names in biological texts: a first step toward pertinent information extraction[J]. Genome inform ser workshop genome inform, 1998, 9: 72-80.

[7] TUASON O, CHEN L, LIU H, et al. Biological nomenclatures: a source of lexical knowledge and ambiguity[J]. Pacific symposium on biocomputing pacific symposium on biocomputing, 2004:238.

[8] CAIRNS B, NIELSEN R, MASANZ J, et al. The MiPACQ clinical question answering system[J]. AMIA annu symp proc, 2011: 171-180.

第 9 章

医疗数据隐私保护

9.1 医疗数据隐私保护概述

从医疗资源分配到复杂疾病诊断，再到药物研究开发，随着大数据挖掘和分析方法的逐渐成熟，人工智能技术已经在医疗领域广泛应用。医疗数据作为大数据挖掘、分析的研究对象和价值源泉，其重要性正日益提高。然而，在享受从医疗数据中获得有价值的信息为临床科研、健康管理、公共卫生等方面的研究注入新的活力的同时，也不可避免地面临隐私泄露的问题。

例如，从 2019 年 7 月中旬到 2019 年 9 月初，Greenbone Networks 分析了全球数千个在线医疗服务系统，发现 2400 多万份来自不同国家的患者数据记录可以在互联网上被访问或轻易下载。泄露的患者数据记录中包含详细的个人信息和医疗细节：姓名、出生日期、检查日期、调查项目、主治医师、检测结果的图像信息等。这些数据可被攻击者利用，通过发布个人姓名和图像的方式来损害一个人的声誉；将泄露的数据与其他数据关联起来，从而实现社交网络钓鱼攻击；自动阅读并处理数据来搜索有价值的身份信息，利用证件号码来盗用身份。

如何在不泄露患者隐私的前提下，提高医疗数据的利用率，挖掘其中蕴藏的价值，是目前制约医疗大数据发展的一个重要因素。医疗数据的隐私性与传统意义上的安全性（security）和机密性（confidentiality）有所区别。当未被授权的个人和机构设法取得这些隐私信息时，就产生了数据安全性问题；当持有隐私信息的研究人员与未经授权的第三方共享患者信息时，就暴露出机密性的问题。因此，数据的隐私性超出了安全性和机密性的范畴，学界对于隐私的定义从信息量和不确定性度量角度展开。1977 年，统计学家 Tore Dalenius 给出关于数据隐私的严格定义：攻击者不能从隐私数据里获取任何在没有拿到数据之前他们所不知道的个人信息。

医疗大数据中常常直接记录着病人的详细个人信息以及身体健康状况，这与病人的生命体征条件及社会身份行为息息相关。因为医疗数据内容的特殊性，其相较于其他数据具有更高的隐私性，数据隐私的泄露将会带来极大的危害。

9.1.1　医疗大数据的来源及潜在的隐私风险

健康大数据的来源可被划分为以下 4 类：

（1）临床大数据

这部分数据主要产生于患者就医过程中，构成了医疗健康大数据的基础内容。患者在就医过程中产生了一系列包含其隐私的数据。首先需要提供姓名、年龄、住址、电话等详细的个人信息，而在诊疗过程中由医生根据经验判断直接记载或经由各种医疗器械检测产生的电子病历数据、医学图像数据，以及药物使用记录等都是临床数据的一部分。此外，在就医过程中还会涉及相关费用信息、医保使用情况等，这些信息也会被记录下来，在大数据条件下，这些数据经由系统分析，能够产生新的价值。但是，这其中也直接包含大量个人信息，一旦被非法第三方获取，则将直接对患者隐私造成威胁。

（2）健康大数据

随着生活智能化，手机应用、可穿戴式设备渗透到人们的生活中，通过其获取的信息能帮助每个人监测并记录详细的个人体征数据；在各大网站中浏览、咨询关于疾病、健康等相关内容的行为会暴露个人偏好数据。这些数据通过互联网与医疗机构相连接，构成电子健康档案内容，用以时刻监控每个人的健康情况。这些记录着个体详细健康状况的实时数据，通过网络汇集，就导致了可能暴露健康状况、位置、个人喜好、社交关系等一系列敏感信息。

（3）生物大数据

得益于高通量测序技术的快速发展，生命科学相关研究机构数据产出能力也日益增强，能够产生包括基因组学、转录组学、蛋白组学、代谢组学等不同组学的庞大数据集。这些生物数据中潜在的巨大价值，不仅有效地推动了生物科研领域的发展，也在农业、健康和医学等领域得以应用。但是，基因检测数据与病理数据相结合时，很容易匹配到具体的个体，在隐私泄露的同时还极易引起基因歧视而给患者带来双重伤害。

（4）经营运营大数据

在各个医疗机构经营运营过程中，也会相应地产生大量数据，例如，运营的成本核算数据，药品、耗材、器械采购数据，药物研发数据，消费者购买行为数据等。数据中涉及药物或相关器械交易记录也往往暴露了用户的身体状况、经济状况等隐私信息，在隐私保护中也是不可忽视的。

9.1.2　全流程的医疗大数据隐私保护

对于医疗大数据而言，其价值流程涵盖采集、存储、共享和分析 4 个环节。每一个环节的数据具有不同的存在形态和应用目标，因而需要采取相应的技术手段来应对不同环节的隐私泄露问题。

（1）数据采集环节

数据采集是医疗健康大数据生命周期中的基础环节。医疗数据可能来自医疗机构的信息系统、可穿戴设备、网络等。在数据采集阶段，需要做的就是将各种来源的医疗健康大数据汇集在一起，为后续的存储、共享以及分析奠定数据基础。而在医疗数据的采集中就会直接包含患者提交的私人敏感信息。

此环节存在的主要风险是基于数据集成融合的链接攻击或其他更复杂的基于知识背景的攻击。患者的诊疗数据、药品或医疗器械的购买记录、互联网上的相关社交信息等医疗数据能够服务于数据分析，同时也在一定程度上反映了用户的个人属性。如果攻击者从网络传输中拦截这些数据，并综合利用其他外部信息，从而能够推断出个体身份，这将给保护患者隐私带来直接的威胁。

（2）数据存储环节

数据存储阶段关注的是大规模医疗健康数据的存储管理中的隐私风险。存储在云平台的数据，其存储者和所有者是完全分离的，因此，存储在云平台的医疗数据的隐私性其实也就演变为安全性问题，面临被不可信的第三方偷窥或者篡改的风险。为了应对以上安全问题，应主要使用网络安全领域的加密存储技术，以保证数据即使被偷窥到也不会泄露其中蕴含的信息，使用审计技术甚至区块链来验证数据完整性，以确保数据不被篡改。

（3）数据共享环节

存储在不同医疗机构的数据只有通过数据共享，才能达到效益最大化。比如分级诊疗、远程医疗、健康管理等新业态的产生，必然驱动数据的有序流动、合理利用和安全分享。目前已有医疗数据共享平台成功搭建，如美国的 NHIN（National Health Information Network），不同的医疗机构将患者的检查结果、诊疗记录以及药物使用情况等医疗健康数据通过这个平台进行共享。

但在大数据环境下，在享受数据共享带来的便利的同时，也会暴露出数据机密性的问题。当患者的数据存储在云平台上，患者并不知道谁访问了共享账户中的数据，因此有很高的数据泄露风险，并且数据泄露后无法有效追踪，这对于隐私保护而言是一个较大的挑战。

针对这些数据机密性的问题，近年来提出了一些基于访问控制的技术，对这些风险进行了有效的防控。访问控制技术主要通过给不同的用户分配不同的资源访问权限来确保数据仅被某些有权限的特定用户访问。

（4）数据分析环节

医疗大数据只有通过分析才能更好地推动疾病诊断、药物研发等医疗领域的发展，也才能更好地为患者提供服务。即使经过了匿名化、加密等处理，医疗数据在一系列聚类、关联等数据分析之后，患者的敏感信息仍然有可能会暴露出来。有些数据表面上并无联系，而通过数据挖掘技术，一些敏感的信息就可能被挖掘出来：独立出现时并不涉及个人隐私数据，在个人信息匹配后，可能足以用来分析出个人敏感信息。对医疗数据进行数据挖掘，一些原本无法被识别的信息和模式可能会暴露出来并泄露给不可信的第三方。隐私安全不仅需要防止原始数据中的敏感信息泄露，也需要考虑到数据挖掘与分析预测的结果，限制对大数据中敏感知识的挖掘。

因此，在将机器学习运用于医疗领域的过程中如何进行隐私保护是医疗健康大数据分析方面值得研究的问题。当前的主要解决思路有用基于安全硬件的可信执行环境、同态加密和多方安全计算以实现机密计算；运用差分隐私和机器学习衡量和避免训练后的模型对训练数据的隐私泄露；运用分布式的联邦学习框架，在保护本地化数据的同时，依然实现模型对不同所有者掌握数据的有效训练。

9.2 匿名隐私保护

传统的医疗数据隐私保护主要采用匿名技术，选择将一部分个人识别信息去除，如姓名、地址和电话等，最根本的思路是隐藏数据与个体之间的联系。但简单地删除数据中的个体属性极易通过链接攻击来破解。攻击者仍然可以通过其他手段获得用户的某些不敏感信息，利用这些信息与用户的疾病诊断数据进行对应，从而获得病人关于其所患疾病的隐私。

例如，表 9.1 是一张医疗数据示例表，医院在发布这些数据时并没有显式地给出病人的姓名。然而，假设攻击者在网络中得到表 9.2 所示的用户所辖区域选民投票表，那么攻击者就可以通过将两张表的共同属性，例如邮编（430056），进行链接推导，从而推断出病人的姓名（Kevin）及所患疾病"过度肥胖"。如果不法攻击者将这些信息出卖给减肥中心，就将直接导致病人的隐私信息被泄露。

表 9.1 简单匿名化的医疗数据表

Age	Sex	Zip	Disease
22	F	103658	Short Breath
24	M	158083	流感
25	M	158086	发烧
27	F	350186	失眠症
29	M	213045	流感
33	F	120654	肝炎
35	M	430056	肥胖
36	M	131548	肺气肿

表 9.2 公开选民投票表

Name	Age	Sex	Zip	Party
Tim	25	M	132635	Member
Linda	28	F	151346	N/a
Kevin	35	M	430056	Member
Mary	37	F	253183	Member

为了应对这一攻击手段，k-anonymity 被提出，其核心思想是通过概括和隐匿技术发布精度较低的数据，使得每条记录至少与数据表中其他 $k-1$ 条数据具有完全

相同的准标识符属性值（不可辨认的属性），从而减少链接攻击所导致的隐私泄露。这意味着一个特定的信息不能区别于其他 $k-1$ 个个人信息数据集。

定义 1　*k*– 匿名（*k*-anonymity） 给定数据表 $T\{A_1, A_2, \cdots, A_n\}$，$T$ 的准标识符为 QI，当且仅当 $T[QI]$ 中每一个值序列在 $T[QI]$ 中至少出现 k 次（即任意准标识符属性值都无法区分至少 k 个用户），则称表 T 满足 QI 上的 k- 匿名。$T[QI]$ 表示表 T 的元组在 QI 上的投影。

k– 匿名的实质就是要求数据集中每一条记录都要与至少 $k-1$ 条记录在准标识符上的投影相同，因此，个体所在记录被确定的概率不超过 $1/k$。标识符泛化是典型的实现匿名化隐私保护的技术手段，即用一般化的值或区间来替代具体值，通过降低数据精度来增加攻击者获取个体隐私信息的难度。如表 9.3 所示是进行标识符泛化处理后的一张满足 $k=2$ 的匿名医疗数据表。

表 9.3　经泛化处理后满足 k- 匿名（$k=2$）的医疗数据表

Age	Sex	Zip	Disease
（20,30]	M	1211**	肺炎
（20,30]	M	1211**	流感
[30,40]	F	1315**	糖尿病
（40,50]	*	1526**	心脏病
（40,50]	*	1526**	高血压

虽然 k– 匿名算法提高了发布信息的安全性，但是由于需要对数据表中的某些属性进行泛化和隐匿，因此损失了一部分数据的可用性。同时 k– 匿名算法在运算过程中存在查询结果不精确的缺点，尤其是在用户稀少的场景下，将产生较大的匿名区域，从而增加了通信开销。

经过泛化后的数据表满足 k– 匿名，保证了某个用户处于 k 个同类别的个体集合（等价类）之中，使得拥有相同准标识符的用户个体不可区分，从而达到一定的匿名性保护作用。然而，如果处于同一等价类中的 k 个元组在敏感属性上的取值相同，那么用户个体记录依然会受到同质性攻击，造成属性泄露，例如表 9.3 中第二个等价类。由于表中年龄在 [30,40] 的女性用户，地区邮编为 1315** 的所有用户都患有糖尿病，因而攻击者无须明确是第二个等价类中具体哪位用户，就可以判定被攻击者患有糖尿病。

为了抵抗基于 k- 匿名的同质性攻击和背景知识攻击，ℓ-diversity 模型被提出。它在 k- 匿名的基础上，要求每个敏感属性至少包含 ℓ 个表现良好的值，即每个等价类不仅应满足至少有 k 条记录，还应满足至少含有 ℓ 个表现良好（well-presented）的敏感属性值，考虑了对敏感属性数目的约束。

但是仅仅约束同一等价类中的敏感属性数目不小于 ℓ 是不够的，还要考虑敏感值语义对隐私属性的暴露。例如，当一个等价类中所有用户的敏感属性血压值都较高时，那么即使具体血压值有 ℓ 个，依然可以推测出这些用户普遍具有患高血压的健康问题。再例如，当一个等价类中所有用户的医疗费用都较高，那么即使具体的费用金额有 ℓ 个，依然可以推测出这些用户都患有重大疾病。

所以，必须对敏感属性值的分布进行约束，这就引出了 t-closeness 的概念。t-closeness 是为了保证在相同的等价类中，敏感信息的分布情况与整个数据的敏感信息分布情况接近，不超过阈值 t。

匿名技术能较好地防止患者的敏感数据被直接泄露，同时保证数据的真实性，在医疗数据隐私保护的实际应用中受到广泛关注。但是，现有的匿名技术有一个普遍的缺陷：过分依赖攻击者的背景知识假设，并且对其隐私保护水平无法提供严格有效的证明。

在科学研究领域中，对于隐私性和可用性间的平衡问题，目前的研究主要集中于减少信息损失，如何找到一个合理的平衡点是需要进一步深入研究的问题；对于算法效率问题，目前采用的匿名化方法多为贪婪式算法，执行效率较低，因此需要研究更高效的匿名化算法，以应对日益剧增的超大容量医疗数据；对于匿名化技术的度量和评价问题，目前还缺乏统一的客观合理的度量和评价标准。此外，如何高效实现个性化匿名，如何根据实际应用快速、准确地选择数据表的准标识符，如何解决分布式环境下多数据表的匿名化等都是值得深入思考和研究的问题。

9.3 差分隐私及其应用

在 9.2 节我们曾经提到，匿名技术普遍过分依赖攻击者的背景知识假设，并且对其隐私保护水平无法提供严格有效的证明。将差分隐私引入医疗领域，有效地解决了匿名技术存在的这些问题。差分隐私模型无须考虑攻击者已经获取的背景知识，并且提供了严格的数学定义和度量隐私泄露的方法。这个特点使得它能够比较使用不同参数进行处理的数据集的可用性程度。

差分隐私保护模型的思想源自一个朴素的观察：假设有一个数据集 D，其中包含 David 个体，对 D 进行查询操作 f（例如求和、求平均值、求中位数等）所得到的结果为 $f(D)$。如果将 David 的信息从 D 中删除后得到数据集 D'，对 D' 进行查询的结果仍为 $f(D)$，则可以得出结论，David 的信息并没有因为攻击者反复查询而产生暴露的风险。

差分隐私就是要保证任一个体在数据集中或者不在数据集中时，对最终发布的查询结果几乎没有影响。具体地说，假设有两个几乎完全相同的数据集（两者的区别仅在于一个记录不同），分别对这两个数据集进行查询访问，同一查询在两个数据集上产生同一结果的概率的比值接近于 1。换一种说法，该方法可以确保在某一数据集中插入或删除一条记录的操作不会影响任何计算的输出结果。因此，该保护模型不关心攻击者所具有的背景知识，即使攻击者已经掌握除某一条记录之外的所有信息，该记录的隐私也无法被披露。

差分隐私保护模型最初被应用在统计数据库安全领域，旨在发布统计信息时保护数据库中个体的隐私信息，之后被广泛应用于隐私保护数据发布与隐私保护数据挖掘等领域。

9.3.1 差分隐私的定义及相关概念

对于一个有限域 Z，$z \in Z$，从 Z 中抽样所得 z 的集合组成数据集 D，其样本量为 n，属性的个数为维度 d。

对数据集 D 的各种映射函数被定义为查询（Query），用 $F = \{f_1, f_2, \cdots\}$ 来表示一组查询，算法 M 对查询 F 的结果进行处理，使之满足隐私保护条件，此过程称为隐私保护机制。

设数据集 D 和 D' 具有相同的属性结构，两者的对称差记作 $D \Delta D'$，$|D \Delta D'|$ 表示 $D \Delta D'$ 中记录的数量。若 $|D \Delta D'| = 1$，则称 D 和 D' 为邻近数据集（adjacent dataset）。

定义 2 设有随机算法 M，P_M 为 M 所有输出构成的集合。对于任意两个邻近数据集 D 和 D'，以及 P_M 的任何子集 S_M，若算法 M 满足：

$$\Pr[M(D) \in S_M] \le \exp(\varepsilon) \times \Pr[M(D') \in S_M]$$

则称算法 M 满足 $\varepsilon-$ 差分隐私保护，参数 ε 为隐私保护预算。

从定义可以看出，差分隐私限制了任意一条记录对算法输出结果的影响，该定义是从理论角度确保满足 $\varepsilon-$ 差分隐私，而具体实现时需要以加入噪声的方式使输出随机化。如图 9.1 所示，算法 M 通过对输出结果的随机化来提供隐私保护，同时通过参数 ε 来保证在数据集中删除任一记录时，算法输出同一结果的概率不发生显著变化。

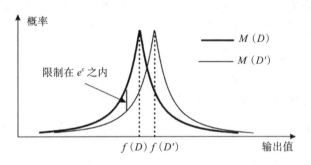

图 9.1 随机算法在邻近数据集上的输出概率

例如，表 9.4 为一个医疗数据集样例 D，其中记录为 1 代表该患者患有艾滋病，记录为 0 代表该患者没有患艾滋病。数据集在不泄露具体数据集中记录值的前提下可以为用户提供某些查询统计服务。假设用户输入参数 i，调用查询函数 $f(i) = \mathrm{count}(i)$ 获得数据集前 i 行中所有诊断结果为 1 的记录行数，并反馈给用户。当攻击者想要推测 David 是否患有艾滋病，且攻击者已知 David 位于记录的第 5 行，则可用 $\mathrm{count}(5) - \mathrm{count}(4)$ 推测出 David 是否患有艾滋病。这种攻击方式我们称之为差分攻击。

表 9.4 一个医疗数据集

姓名	诊断结果
Bob	0
Tom	0
Jane	1
Harry	0
David	1

但是如果 DP 是一个满足 ε– 差分隐私保护算法的查询函数，即 DP(i) = $f(i)$ + noise，公式中 noise 是服从某种随机分布的噪声。假设 DP(5) 可能的输出来自集合 {1, 1.5, 2}，那么 DP(5) 也会以几乎相同的概率输出 {1, 1.5, 2} 中任一值，这使得攻击者不能通过 DP(5)-DP(4) 得到想要的结果。这种方式使攻击者无法获得查询结果之间的差异，从而起到保护所有个体隐私的作用。

相关重要概念如下：

（1）隐私保护预算 ε

从定义 2 可以看出，隐私保护预算 ε 用来控制算法 M 在两个邻近数据集上获得相同输出的概率比值，它实际上体现了 M 所能够提供的隐私保护水平。在实际应用中，ε 通常取很小的值，例如 0.1、0.01 或者 ln2、ln3 等。隐私保护预算越小，表示隐私保护水平越高。当 ε 等于 0 时，保护水平达到最高，此时对于任意邻近数据集，算法都将输出两个概率分布完全相同的结果，这些结果也不能反映任何关于数据集的有用信息。因此，ε 的取值要结合具体需求，以达到输出结果的安全性与可用性的平衡。

（2）敏感度

差分隐私保护可以通过在查询函数的返回值中加入适量的干扰噪声来实现。加入噪声过多会影响结果的可用性，过少则无法提供足够的安全保障。敏感度是决定加入噪声量大小的关键参数，它指删除数据集中任一记录对查询结果所造成的最大改变。

（3）差分隐私保护算法的组合性质

一个复杂的隐私保护问题通常需要多次应用差分隐私保护算法才能得以解决。在这种情况下，为了保证整个过程的隐私保护水平控制在给定的预算 ε 之内，需要合理地将全部预算分配到整个算法的各个步骤中。这时可以利用以下两个隐私保护算法的组合性质。

1）序列组合性：一个由差分隐私保护算法序列构成的组合算法，其提供的隐私保护水平为全部预算的总和。

2）并行组合性：如果一个差分隐私保护算法序列中所有算法处理的数据集彼此不相交，那么该算法序列构成的组合算法提供的隐私保护水平取决于算法序列中的保护水平最差者，即预算最大者。

9.3.2　差分隐私的实现机制

在实践中，为了使一个算法满足差分隐私保护的要求，需要对算法结果进行随机化，即加入随机噪声。对不同的问题有不同的加噪实现方法，这些实现方法被称为"机制"。Laplace 机制（Laplace mechanism）与指数机制（Exponential mechanism）是两种最基础的差分隐私保护实现机制。其中，Laplace 机制适用于对数值型结果的保护，指数机制则适用于对非数值型结果的保护。

1. Laplace 机制

Laplace 机制通过向确切的查询结果中加入服从 Laplace 分布的随机噪声来实现 ε- 差分隐私保护。记位置参数为 0，尺度参数为 b（$b > 0$）的 Laplace 分布为 La p(b)，那么其概率密度函数为

$$p(x) = \frac{1}{2b} \exp\left(-\frac{|x|}{b}\right)$$

定义 3　Laplace 机制　给定数据集 D，设有函数 f，其敏感度为 Δf，那么随机算法 $M(D) = f(D) + Y$ 提供 ε- 差分隐私保护，其中 Y 为符合位置参数为 0、尺度参数为 $\Delta f / \varepsilon$ 的 Laplace 分布的随机噪声。

从不同参数的 Laplace 概率密度函数可以看出，ε 越小，引入噪声的方差越大，隐私保护的程度增强，而数据的可用性下降，如图 9.2 所示。

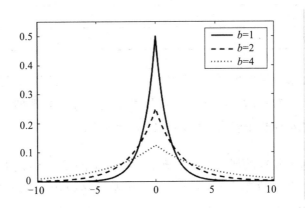

图 9.2　不同尺度参数下的 Laplace 概率密度函数

2. 指数机制

由于 Laplace 机制仅适用于数值查询结果，而在许多实际使用场景下，查询结果为实体对象（例如一种方案或一种选择）。对此，指数机制被提出，以解决非数值型结果的差分隐私保护问题。

设查询函数输出域为 Range，域中每个值 r 为一实体对象。在指数机制下，函数 $q(D, r)$ 称为输出值 r 的可用性函数，用来评估输出值 r 的优劣程度。

定义 4　指数机制　设随机算法 M 输入为数据集 D，输出为一实体对象 r，Δq 为可用性函数 $q(D, r)$ 的敏感度。若算法 M 以正比于 $\exp(\varepsilon q(D, r)/2\Delta q)$ 的概率从 Range 中随机选择并输出 r，那么算法 M 提供 ε– 差分隐私保护。

以下是一个指数机制的应用实例。假设要组织一场健康讲座，可供选择的主题来自集合 { 骨质疏松症的诊断和治疗，肿瘤的预防与现代疗法，产前检查重点及注意事项，抑郁症患者沟通技巧及家庭护理要点 }，听众为此进行了投票。显然每位听众的选择也在一定程度上反映其健康情况和医疗隐私，因而必须对投票结果进行隐私保护。现要从中确定一个主题，并保证整个决策过程满足 $\varepsilon = 0$ – 差分隐私保护要求。以得票数为可用性函数，显然 $\Delta q = 1$。那么按照指数机制，在给定的隐私预算 ε 下，可以计算出各个主题的最终输出概率，如表 9.5 所示。

表 9.5　指数机制应用实例

讲座主题	可用性（$\Delta q=1$）	$\varepsilon=0$ 下概率	$\varepsilon=0.1$ 下概率	$\varepsilon=1$ 下概率
肿瘤的预防与现代疗法	30	0.25	0.424	0.924
产前检查重点及注意事项	25	0.25	0.330	0.075
骨质疏松症的诊断和治疗	8	0.25	0.141	1.5E-05
抑郁症患者沟通技巧及家庭护理要点	2	0.25	0.105	7.7E-07

可以看出，在隐私保护预算 ε 比较大时（如 $\varepsilon = 1$），可用性最好的选项被输出的概率被放大。当 ε 比较小时，各选项在可用性上的差异则被平抑，其被输出概率也随着隐私预算的减小而趋于相等，隐私保护力度上升。

差分隐私作为近年来的研究热点，理论研究日趋完善。但是由于医疗大数据本身包含许多特殊属性，在引入新的隐私保护机制时必须对这些特殊属性加以考虑，目前的研究与应用多集中于基因组隐私保护、电子健康档案隐私保护及医疗传感器隐私保护。

9.4 其他隐私保护方法

正如在 9.1 节中提到的那样，将机器学习运用于医疗领域的过程中如何进行隐私保护是医疗健康大数据分析方面非常值得研究的问题。本节我们将简单介绍一些当前在医疗大数据分析中应用的热门的隐私保护技术。

9.4.1 机密计算

机密计算强调在机器学习的训练过程中对数据进行传输及计算的机密性，为数据提供隐私保护。当前实现机密计算的方法有可信执行环境、同态加密和多方安全计算。

1. 可信执行环境

可信执行环境（Trusted Execution Environment，TEE）技术指的是通过对外部资源和内部资源的硬件隔离实现安全的执行环境。TEE 以硬件安全为强制保障，在计算芯片上独立出一块绝对安全区域，用以保护运行的数据和代码，使得攻击者无法读取合法的计算应用所使用的内存空间。目前较为成熟的引入了可信执行环境的技术主要有 ARM TrustZone 和 Intel SGX。它们的核心思想都是以可信硬件为载体，提供硬件级强安全隔离和通用计算环境，数据仅在隔离的安全区"飞地"（Enclave）内才可进行解密并计算，除此之外，其他方法都无法接触到数据明文内容，而数据在离开"飞地"之前又会被自动加密。

2. 同态加密

同态加密是一种加密形式，它指人们对密文进行特定形式的运算得到加密的结果，将其解密所得到的结果与对明文进行同样的运算的结果一样，即借助同态加密，直接在密文上操作和在明文上操作然后加密得到的效果是一样的。换言之，这项技术令人们可以在加密的数据中进行诸如检索、比较等操作，并得出正确的结果，而在整个处理过程中无须对数据进行解密。其意义在于，真正从根本上解决将数据及其操作委托给第三方时的保密问题，例如对于各种云计算的应用。

同态加密可以用以下的例子来直观地说明：Alice 买到了一大块金子，她想让工人把这块金子打造成一个项链。但是工人在打造的过程中有可能会偷金子，Alice 可以通过以下方法既让工人加工金子又不让他偷走金子：

1）Alice 将金子锁在一个密闭的盒子里面，并在这个盒子上安装了一个手套。

2）工人可以戴着这个手套对盒子内部的金子进行处理。但是盒子是锁着的，所以工人不仅拿不到金块，连处理过程中掉下的任何金子都拿不到。

3）加工完成后，Alice 拿回这个盒子，把锁打开，就得到了金项链及加工所剩余的金子，金子总量无任何减少。

在此事例中，对应关系为：

1）盒子：加密算法。

2）盒子上的锁：用户密钥。

3）将金块放在盒子里面并且用锁锁上：将数据用同态加密方案进行加密。

4）加工：应用同态特性，在无法取得数据的条件下直接对加密结果进行处理。

5）开锁：对结果进行解密，直接得到处理后的结果。

同态加密，可以在不提供密钥的情况下对密文进行机密的计算，只有使用密钥才能将结果解密成明文。在对基因数据进行分析时，考虑到其敏感性，通常应用同态加密技术。在一般基因数据分析中，基因组数据所有者只提供加密的序列，公共商业云可以执行序列分析而无须解密，结果只能由数据所有者或持有解密密钥的指定代表解密。在全基因组关联分析计划中，所有基因型和表型数据都进行完全同态加密，允许云对加密的数据执行有意义的计算。但同态加密的实际应用也受限于巨大的计算开销，其技术应用还有巨大的提升空间。

3. 多方安全计算

多方安全计算（Secure Multi-Party Computation，MPC 或 SMPC）是指在无可信第三方的情况下，多个参与方协同计算一个约定的函数，并且保证每一方仅获取自己的计算结果，无法通过计算过程中的交互数据推测出其他任意一方的输入和输出数据（除非函数本身可以由自己的输入推测出其他参与方的输入和输出）。

MPC 理论是姚期智先生为解决一组互不信任的参与方之间在保护隐私信息及没有可信第三方的前提下协同计算问题而提出的理论框架。多方安全计算能够同时确保输入的隐私性和计算的正确性，在无可信第三方的前提下，通过数学理论保证参与计算的各方成员输入信息不暴露，且同时能够获得准确的运算结果。

多方安全计算可抽象概括为数学模型，其公式如下：

$$F(x_1, x_2, \cdots, x_n) = (y_1, y_2, \cdots, y_n)$$

其中 x 是各参与方的输入，y 是各参与方的输出，F 是各参与方约定的计算函数。每一参与方在整个多方安全计算的协议中只能看见自己的输入及自己的输出，无法感知其他参与方的输入和输出。

早在 1982 年，姚期智先生在其发表的《安全计算协议》(*Protocols for Secure Computation*)一文里提出了著名的姚氏百万富翁问题，同时也首次引入了双方安全计算的概念来解决问题，并对其可行性进行了验证。问题是：两个百万富翁 Alice 和 Bob 希望在无任何可信第三方，同时不暴露自己财产状况的情况下，得出谁更富有的结论。

在文中姚期智先生的精妙解法如下：

1）假设富翁 Alice 有 i 亿资产，Bob 有 j 亿资产。Alice 选取一个公钥，使得 Bob 可以传递加密的信息。

2）Bob 选取一个随机的大整数 x，把它用 Alice 的公钥加密，得到密文 k。Bob 发送 $k - j$ 给 Alice。

3）Alice 收到密文 $c = k - j$ 之后，对 $c + 1$，$c + 2$，$\cdots$，$c + 10$ 进行解密，得到 10 个数字。再选取一个适当大小的素数 p，把这 10 个数字除以 p 的余数记作 d_1，d_2，$\cdots$，d_{10}。注意，这 10 个数字看起来应该是完全随机的，关键是等式 $dj = x \bmod p$ 成立。

4）Alice 对这一串数字进行如下操作：前面 i 个数不动，后面的数字每个加 1，然后发回给 Bob。

5）经过这样一通复杂的操作之后，Bob 检查第 j 个数字，如果等于 $x \bmod p$ 的话，则说明这个数字没有被加 1，所以 $i \geq j$ Alice 更富有；反之，则 $i < j$，Bob 更富有。

这个过程的绝妙之处在于：在协议完成之后，Alice 不知道 j 的具体值，而 Bob 也不知道 i 的值，但是双方都知道谁的财富更多，这就是多方安全计算。

从前面的举例中可以发现多方安全计算的特点：

1）两方或者多方参与基于他们各自隐私或秘密数据输入的计算。

2）任何参与方都不愿意让其他任何第三方知道自己的输入信息。

在多方安全计算出现以前，解决上述问题的策略是假设有可信任的服务提供者或假设存在可信任的第三方。但是在商业环境和实际执行中，这是充满风险的。因此，作为能够解决一组互不信任的参与方之间保护隐私的协同计算问题的技术，多方安全计算变得日益重要。由于无须依赖可信任的第三方，多方安全计算技术被广泛应用于生物医疗数据研究中。但在实际应用中，节点之间的通信量不容小觑，如何减小这一通信开销，也是当下的一个研究热点。

9.4.2 模型隐私

训练后的模型也可能会造成训练数据的隐私泄露。因为机器学习的模型都对自己的训练数据有一定的偏好（即记忆性），从而导致发布模型会有训练数据隐私泄露的风险。而差分隐私可以衡量和控制模型对训练数据的泄露，刻画出单个数据样本对模型的影响。差分隐私技术与机器学习算法结合，可确保健康数据的完全隐私，如表 9.6 所示。

表 9.6　差分隐私技术与机器学习算法结合实现模型隐私

文献	隐私机制	使用的差分隐私方法	隐私标准
[5]	医疗健康数据库的隐私和安全管理	利用差分隐私的拉普拉斯噪声来增强数据隐私	(ε, Δ) – 差分隐私
[6]	医疗数据范围查询差分隐私算法	利用拉普拉斯噪声实现了数据分区和工作负载	ε– 差分隐私
[7]	端到端差分隐私的深度学习方法	基于差分隐私随机梯度下降的深度学习方法	(ε, δ) – 差分隐私
[8]	医疗数据差分隐私数据聚类框架	基于差分隐私机器学习的 K-means 聚类	(ε, δ) – 差分隐私

联邦学习本质上是一种分布式学习框架。多个医疗机构的数据集中整合训练往往能取得比使用一家机构数据单独训练更好的效果，但是每个医疗机构都希望自己的数据是安全的，对数据集中整合往往会带来复杂的隐私和数据安全等问题。而通过联邦学习，数据拥有者在不用直接提供数据的情况下，也可得到训练模型，并且模型的训练效果也能得到保证，与数据整合之后的训练效果相差无几。联邦学习技

术通过参数交换方式对医疗健康数据进行了有效的隐私保护，数据和模型保留在本地，本身不会进行传输，因此在数据层面不存在泄露的可能。

这里简单介绍一种名为 FedAvg 的联邦学习算法，以在保护隐私的前提下实现多个端协同进行机器学习训练。假设存在一个中心服务器和多个拥有私有数据的客户端。FedAvg 采用的做法是：随机采样 m 个客户端参与本轮训练，并由服务器下发模型，客户端利用私有数据训练模型，本轮参与方将模型参数变化量发送至服务器，服务器对这 m 个反馈进行聚合（参数平均），重复以上几步直至聚合模型收敛。FedAvg 的这种范式奠定了之后大量联邦学习算法的基本框架。

联邦学习的主要优点是数据可以保留在其所有者手中，同时仍然能够对不同所有者的数据进行训练。联邦拓扑是灵活的或完全分散的，不需要持续的在线可用性，因为训练可以离线进行，结果无须及时返回。因此，在医疗领域，联邦学习方法已成为使用最广泛的下一代隐私保护技术。

参考文献

[1]　安数君 . 2019 年网络安全事件回顾（国际篇）[EB/OL]. [2020-02-10]. https://www.freebuf.com/articles/network/ 226830.html.

[2]　TURN R. Privacy transformations for statistical information systems[J]. Journal of statistical planning and inference, 1977, 1(1): 73-86.

[3]　WANG K. A survey on risks of big data privacy[C]. // International conference on applications and techniques in cyber security and intelligence. Berlin: Springer International Publishing AG, 2018.

[4]　MA C. Comparative study of large domestic and foreign medical big data resource sharing[J]. Information and documentation services, 2016, 37(3): 63-67.

[5]　郭子菁，罗玉川，蔡志平，等 . 医疗健康大数据隐私保护综述 [J]. 计算机科学与探索，2021, 15(3): 389-402.

[6]　GONG Q, YANG M, CHEN Z, et al. Data anonymization approach for incomplete microdata[J]. Journal of software, 2013, 24(12): 2883-2896.

[7]　SWEENEY L. K-anonymity: a model for protecting privacy [J]. International journal of uncertainty, fuzziness and knowledge-based systems, 2002, 10(5): 557-570.

[8] MACHANAVAJJHALA A, KIFER D, GEHRKE J, et al. L-diversity: privacy beyond k-anonymity[J]. ACM journals, 2007, 1(1): 3.

[9] LI N H, LI T C, VENKATASUBRAMANIAN S. t-closeness: privacy beyond k-anonymity and l-diversity[C]//Proceedings of the 23rd international conference on data engineering, Istanbul, Apr 15-20, 2007. Washington: IEEE Computer Society, 2007: 106-115.

[10] XIONG P, ZHU T Q, WANG X F. A survey on differential privacy and applications[J]. Chinese journal of computers, 2014, 37(1): 101-122.

[11] DWORK C, MCSHERRY F, NISSIM K, et al. Calibrating noise to sensitivity in private data analysis[C]. //Theory of cryptography conference. Berlin: Springer 2006: 265-284.

[12] MCSHERRY F, TALWAR K. Mechanism design via differential privacy[C]//48th Annual IEEE Symposium on Foundations of Computer Science (FOCS'07). New York: IEEE, 2007: 94-103.

[13] SABT M, ACHEMLAL M, BOUABDALLAH A. Trusted execution environment: what it is, and what it is not[C]// 2015 IEEE Trustcom/Big Data SE/ISPA. New York: IEEE, 2015.

[14] CHEON J H, KIM M, LAUTER K E. Homomorphic computation of edit distance[C]//LNCS 8976: Proceedings of the International Conference on Financial Cryptography and Data Security, San Juan, Jan 30, 2015. Berlin: Springer, 2015: 194-212.

[15] LU W J, YAMADA Y, SAKUMA J. Privacy- preserving genome-wide association studies on cloud environment using fully homomorphic encryption[J]. BMC medical informatics & decision making, 2015, 15: 1-8.

[16] YAO A C. Protocols for secure computations[C]//23rd annual symposium on foundations of computer science (SFCS 1982). New York: IEEE, 1982: 160-164.

[17] DANKAR F K, EL EMAM K. Practicing differential privacy in health care: a review[J]. Transactions on data privacy, 2013, 6(1): 35-67.

[18] MOHAMMED N, BAROUTI S, ALHADIDI D, et al. Secure and private management of healthcare databases for data mining[C]//Proceedings of the 28th IEEE international symposium on computer-based medical systems, Sao Carlos, Jun 22-25, 2015. Washington: IEEE computer society, 2015:191-196.

[19] ALNEMARI A, ROMANOWSKI C J, RAJ R K. An adaptive differential privacy

algorithm for range queries over healthcare data[C]//Proceedings of the 2017 IEEE international conference on healthcare informatics, Park City, Aug 23-26, 2017. Washington: IEEE computer society, 2017: 397-402.

[20]　BEAULIEU-JONES B K, YUAN W, FINLAYSON S G, et al. Privacy-preserving distributed deep learning for clinical data[J]. arXiv, 2018: 1812.01484.

[21]　LI X, HUANG K, YANG W, et al. On the convergence of FedAvg on non-iid data[J]. ArXiv, 2019: 1907. 02189.

第 10 章

医疗经济概况与前景

目前我国公共医疗管理系统的不完善、医疗成本高、渠道少、覆盖面窄等问题困扰着大众民生。尤其以"效率较低的医疗体系、质量欠佳的医疗服务、看病难且贵的就医现状"为代表的医疗问题为社会关注的主要焦点。大医院人满为患，社区医院无人问津，病人就诊手续烦琐等问题都是医疗信息不畅、医疗资源两极化、医疗监督机制不全等原因导致的，这些问题已经成为影响社会和谐发展的重要因素。随着经济的不断发展，我国人均可支配收入及健康观念将不断提升，医疗卫生消费将迎来长期稳步发展。而老龄化加剧、全民健康意识的加强、医疗技术的更新发展以及医疗卫生体制的深化改革，为医院医疗事业迎来了一个快速发展的良机。

10.1 医疗经济概况

中国作为发展中国家，面临着老龄化加剧的问题，医疗市场的扩张势在必行。医学技术的进步和人力成本的不断上涨将推动医疗支出的增长，数据显示，我国人均医疗支出在近 20 年来保持着每年 10% 以上的增长速度。随着经济的发展，我国人民饮食习惯的变化及肥胖度的增加使慢性病患病率升高，尤以癌症、心脏病和糖尿病为主。传统医药研发成本上升，医药产品上市速度变慢，2009 年至 2019 年药物开发成本增加了 145%。在劳动力不足、人口结构变化、技术迅速发展和医疗行业门槛增高的环境下，熟练和半熟练医疗保健工作者将大幅减少。

我国医疗系统尚不完善，在医疗体系、医疗服务等方面存在的医疗问题造成了我国医疗经济与世界平均水平相差较大的现状，医疗经济的滞后阻碍了医疗系统的变革。但近年来，在政府和百姓的共同关注下，医疗经济稳步发展，并带动医疗系统的和谐发展。

需要指出的一点是，国家财政预算体系中并未设立医疗事业费，只设立了卫生事业费，但有相当一部分卫生事业费的支出是医疗方面的，所以从这一点出发，也可以反映出我国医疗事业的相当一部分现状。根据国家统计局数据显示，我国卫生支出呈逐年稳步上升的趋势，2018年卫生总费用高达5.8万亿元，但卫生支出占GDP比例仍旧不高。2000～2018年，韩国卫生支出比例几乎翻倍，而同期我国仅提升了20%，如图10.1所示。2018年，我国卫生支出占GDP的比例为5.4%，较世界平均水平的9.9%以及发达国家如美国的16.9%尚存在差距，如图10.1所示。但上行发展空间大，且随着人们的健康观念和消费水平的提升，再结合社会现状，如老龄化加剧、提倡生育、教育水平提高以及医疗技术发展和医疗体制改革，我国的医疗经济将步入快速发展的阶段。

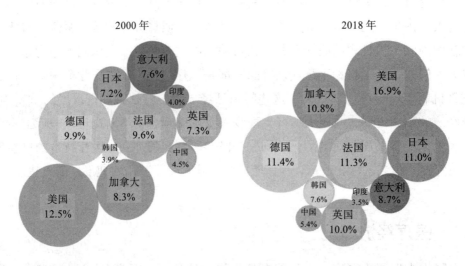

图 10.1 世界主要国家卫生支出占 GDP 比例[⊖]

据国家统计局数据，截止到2020年年末，全国共有医疗卫生机构102.3万个，其中医院3.5万个，医院中公立医院1.2万个，民营医院2.4万个；基层医疗卫生机构97.1万个，其中乡镇卫生院3.6万个，社区卫生服务中心（站）3.5万个，门诊部（所）29.0万个，村卫生室61.0万个；专业公共卫生机构1.4万个，其中疾病预防控制中心3384个，卫生监督所（中心）2736个。2020年年末，卫生技术人员共1066万人，其中执业医师和执业助理医师408万人，注册护士471万人。医疗卫生机构床位911万张，其中医院713万张，乡镇卫生院139万张。全年总诊疗人次78.2

⊖ 资料来源：国家统计局。

亿，出院人数 2.3 亿[⊖]。全国医疗市场的庞大可见一斑。我国医疗市场尽管庞大但并未饱和，医疗行业除了保持其传统领域的发展外，大数据技术的成熟也带给医疗行业一个崭新的发展方向。

医疗数据一般具有非结构化特性，以往的数据分析软件多针对结构化数据进行研发，而人工智能技术的成熟，为医疗数据非结构化的数据分析与应用提供了可行性，开启了医疗行业的"大数据化"进程。

大数据技术在医疗领域的应用，将从体系搭建、机构运作、临床研发、诊断治疗、生活方式 5 个方面带来变革性的改善。由于我国医疗体系的强监管性，大数据若要在行业内实现其价值，需要由国家建立一套自上而下的战略方针，从而引导医院、药企、民办资本、保险等机构相互合作，最终实现从"治疗"到"预防"的就医习惯的改变，提高医疗服务效率，优化市场环境。

就医模式、医疗体系的改革势在必行，也必将进一步推进医疗行业的大数据化进程。

10.2　医疗经济的市场分析

1. 行业需求提高

医疗消费升级叠加人口老龄化拉动行业需求。2018 年，我国卫生支出比例约占 GDP 的 5.4%，相较于世界平均水平尚处于起步阶段。随着经济的不断发展，我国的人均可支配收入及健康观念将不断提升，人均卫生费用在近 20 年保持着 10% 以上的年增长率，且将继续保持稳定增长的发展趋势，如图 10.2 所示。

此外，我国慢性病患病率不断攀升，人口老龄化将持续促进医疗服务消费。《中国国民健康与营养大数据报告》显示，70% 的国人有过劳死危险，76% 的白领处于亚健康状态，20% 的国人患有慢性病，慢性病死亡率为 86%，如图 10.3 所示。

"与 2010 年第六次全国人口普查相比，0 ～ 14 岁人口的比重上升 1.35 个百分点，15 ～ 59 岁人口的比重下降 6.79 个百分点，60 岁及以上人口的比重上升 5.44 个百分点，65 岁及以上人口的比重上升 4.63 个百分点。[⊜]"

⊖ 资料来源：中华人民共和国 2020 年国民经济和社会发展统计公报（http://www.stats.gov.cn/tjsj/zxfb/202102/t20210227_1814154.html）。

⊜ 国家统计局第七次全国人口普查公报（第五号）（http://www.stats.gov.cn/ztjc/zdtjgz/zgrkpc/dqcrkpc/ggl/202105/t20210519_1817698.html）。

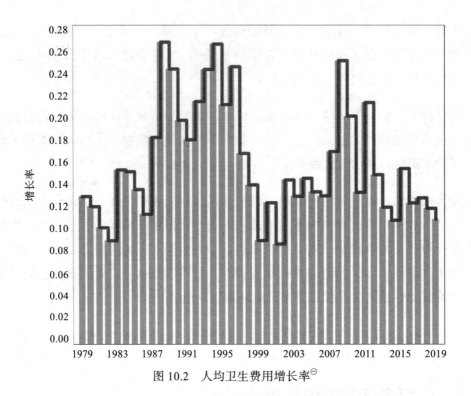

图 10.2　人均卫生费用增长率[一]

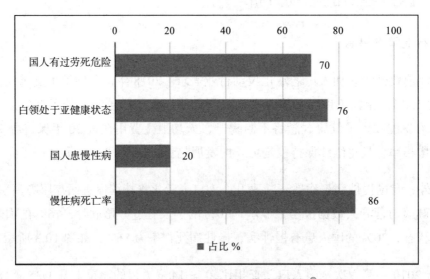

图 10.3　中国国民健康与营养大数据[二]

"与 2010 年第六次全国人口普查相比，全国人口中，15 岁及以上人口的平均受

㊀　资料来源：国家统计局。

㊁　资料来源：https://www.chyxx.com/industry/202004/856735.html。

教育年限由 9.08 年提高至 9.91 年。[⊖]"

如第七次全国人口普查数据所示，我国人口红利逐渐减少，人口老龄化加剧和劳动年龄人口减少，这将会导致中国医疗资源更加稀缺、人均资源分配比例下降。平均受教育年限的提升标志着人口素质的提高，人均卫生费用也在稳步提升，这些都是健康观念提升的另一种体现。人口老龄化、鼓励生育的政策，以及随着经济的发展人们受教育水平的提高带动医疗健康观念的提升等因素，都将拉动医疗行业需求，我国医疗经济将步入长期稳步的发展阶段。1978 ～ 2019 年全国卫生总费用如图 10.4 所示。

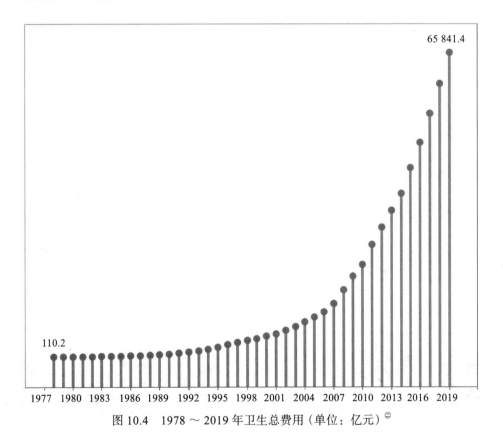

图 10.4　1978 ～ 2019 年卫生总费用（单位：亿元）[⊖]

2. 发展空间大

我国人均卫生支出费用从 2000 年的 321.78 元到 2019 年的 4702.79 元，实现了大幅提升，如图 10.5 所示。但相较于世界其他主要国家，甚至世界平均水平仍有较大差距，这亦可视为发展空间大。世界主要国家人均卫生支出费用如图 10.6 所示。随

⊖　资料来源：国家统计局第七次全国人口普查公报（第六号）(http://www.stats.gov.cn/ztjc/zdtjgz/zgrkpc/dqcrkpc/ggl/202105/t20210519_1817699.html)。

⊖　资料来源：国家统计局。

着人民经济收入的增长、老龄化的加剧、全民健身意识的加强、医疗技术的更新发
展，以及医疗卫生体制的深化改革，医疗经济迎来了快速发展的机会。

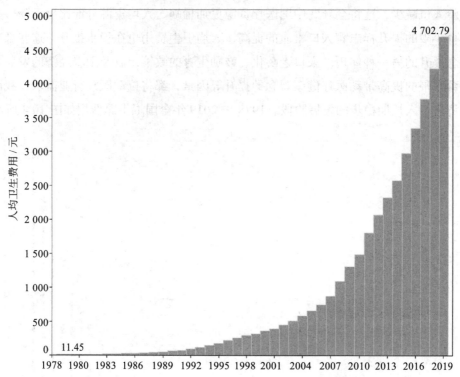

图 10.5   1978 ～ 2019 年人均卫生支出费用（单位：元）[⊖]

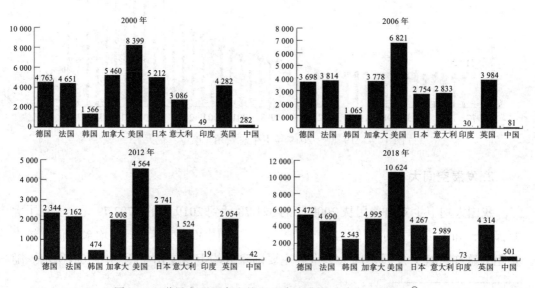

图 10.6   世界主要国家人均卫生支出费用（单位：美元）[⊜]

⊖⊜   资料来源：国家统计局。

3. 医药需求增长

如图 10.7 所示，2019 年，全国总诊疗人次高达 87.19 亿，同比增长约 5%。医疗需求提升的主要来源是人口老龄化、人口患病率（尤以慢性病患病率及健康意识的提升为主）和医保覆盖率的提升。

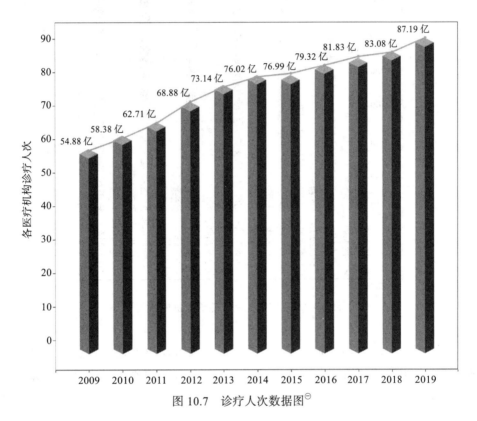

图 10.7 诊疗人次数据图[○]

我国当前正面临着人口老龄化加剧的局面，加之居民收入稳步增长，因此医药制造业也越发受到重视，同时推动了近年来医药制造行业集中度的提升和国际化的发展。在医药制造行业的发展过程中，研发创新能力无疑是该行业发展的命脉，而研发支出便是创新能力的另一种表现，也是医药制造公司发展的主要驱动因素之一，进而成为影响绩效的重要因素。

近两年来，我国医药制造企业在技术创新、人才集聚和资金投入等推动下，进一步加大研发投入力度。据最新统计，2019 年我国医药制造业 R&D 机构数为 3410，其中化学药品制造 R&D 机构数为 1400，占医药制造业 R&D 机构数的 41.1%，中成药生产 R&D 机构数为 670，占医药制造业 R&D 机构数的 19.6%，如图 10.8 所示。

○ 资料来源：国家统计局。

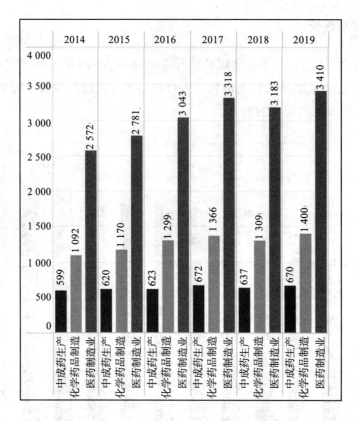

图 10.8   我国医药制造业研发机构数[一]

尽管近年来我国医药制造业 R&D 项目数量及研发投入逐年增长，但纵观全球市场，我国上市医药制造企业的研发支出与国际一流水平企业还存在一定差距。如图 10.9 所示。

2018 年我国医药制造业 R&D 机构新产品销售收入为 6367 亿元，其中出口收入为 487 亿元；2019 年我国医药制造业 R&D 机构新产品销售收入为 3657 亿元，其中出口收入为 375 亿元（见图 10.10）。2019 年医药制造业 R&D 项目数为 3.23 万，较 2018 年增加了 0.41 万；2019 年我国医药制造业 R&D 项目经费为 684.42 亿元，较 2018 年增加了 128.62 亿元。

4. 我国医疗卫生机构情况

据最新统计数据，截至 2018 年，我国医院的数量在医疗卫生机构中的占比约为 3.3%，床位数占比高达 77.58%；而基层医疗卫生机构占比 94.6%，床位占比仅有

㊀ 资料来源：国家统计局。

18.84%（见图 10.11）。我国医院总体病床使用率高达 84.2%（见图 10.12），各级医院医生人均每天负担诊疗人次为 6.67（见图 10.13），基本属于满负荷甚至超负荷运转的状态。同时，我国每万人口医师数为 18，每万人口护士数为 23（见图 10.14），与德国、澳大利亚等发达国家尚有差距。

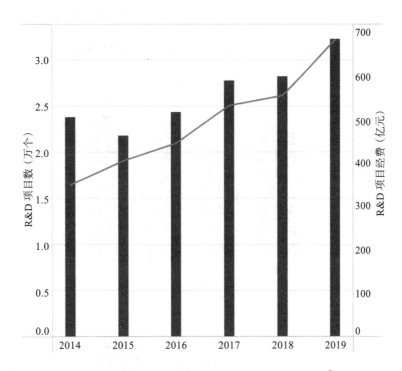

图 10.9　我国医药制造业研发项目数和研发经费[⊖]

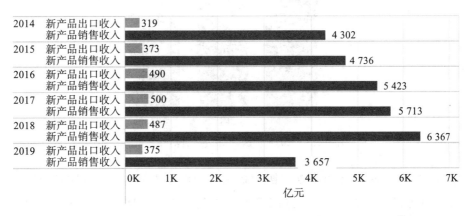

图 10.10　我国医药制造业研发机构销售收入及出口收入数据图[⊜]

⊖⊜　资料来源：国家统计局。

2018 年全国医疗卫生机构及床位数		
	床位数	机构数
医院	6 519 749	33 009
基层医疗卫生机构	1 583 587	943 639
专业公共卫生机构	275 394	18 034
其他机构	26 358	2 752
总计	8 404 088	997 434

图 10.11　2018 年全国医疗卫生机构及床位数（万张）⊖

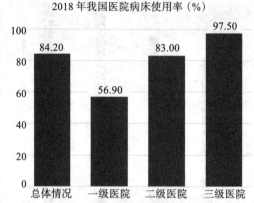

图 10.12　2018 年我国医院病床使用率（%）⊖

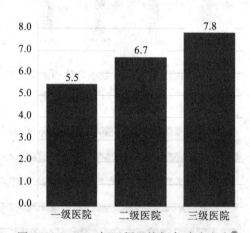

图 10.13　2018 年医师日均担负治疗人次⊜

　　我国医疗卫生资源分布不均，医疗机构分布的不平均、不平衡在图 10.15 中可见一斑。湖南省卫生机构数高达约 5.7 万，可其年诊疗人次仅有约 3 亿；反观广东省，卫生机构数不到 5.7 万，不及湖南省，可其承担的年诊疗人次高达约 9 亿，是湖南省的 3 倍。

⊖⊜⊜　资料来源：国家统计局。

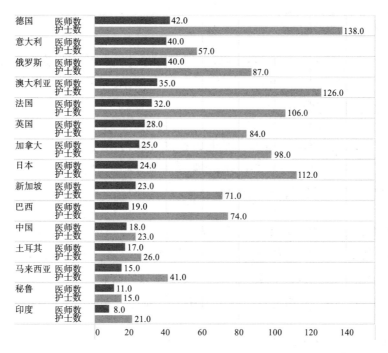

图 10.14　2018 年世界不同国家每万人口医师数、护士数[⊖]

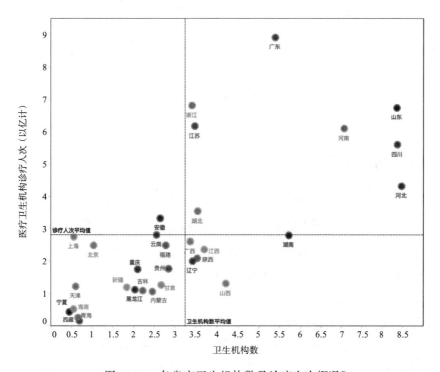

图 10.15　各省市卫生机构数及诊疗人次概况[⊜]

⊖⊜　资料来源：国家统计局。

10.3　医疗大数据现状

我国医疗大数据已进入了初步利好阶段，国家作为政策引导方，已出台了多条"纲要"或"意见"，可穿戴设备、人工智能等技术的发展也为医疗产品研发奠定了基础，且头部资本已进入市场。

2015 年 8 月，国务院发布了《促进大数据发展行动纲要》，指出发展医疗健康服务大数据，构建综合健康服务应用。随后，国务院、卫健委又发布了多项政策，以促进各省市政府将健康医疗大数据提升至战略层面。

医疗大数据领域涉及的相关技术范围非常广，如底层数据采集中包括信息化、物联网、5G 技术，处理分析中包括深度学习、认知计算、区块链、生物信息学及医院信息化建设等。因此医疗大数据产业的发展不只能带动原有传统的医疗产业，还能带动如数据供应商、云服务商、技术分析型企业等。

大多数领域的大数据应用必然涉及精准营销，但医疗大数据面临的问题是医疗隐私，这医疗领域不可逾越的底线，即使处于行业领先水平的美国也不得不挖掘其他方向的数据，所以目前较为成功的大数据应用多集中在实用医学，如影像医学领域等。

近年来，我国医疗体系强监管性的优势进一步体现，逐步收集、规范医疗数据的使用规范，构建医疗数据应用生态，从国家层面，自上而下、合法合规地收集利用医疗数据，进一步缩小我国医疗大数据起步晚的不足，甚至弯道超车。

10.4　医疗经济的前景

互联网医疗作为医疗大数据的一角，其市场规模也是百亿元级别。根据平安好医生 IPO 报告，2017 年互联网医疗市场规模达到 150 亿元人民币，在线咨询量达到 2380 万次。互联网医疗可触达的用户规模很大且还将不断扩大，而在线咨询效率相较传统医疗问诊就诊也更高，但仅靠医生或相关从业人员在后台回答问题并不能满足日益增长的用户量。因此，企业需依赖大数据或 AI 等技术优化问诊、健康 / 慢性病管理等产品的功能，从而有效满足用户需求，最终提升付费率。此外，对于不断扩张的企业，加之大数据及 AI 技术辅助提升服务效率，降低人力成本，使得在低付费率的情况下（平安好医生 IPO 披露 2017 年付费转化率为 2.7%），也可以形成稳定的营收与较高的利润率。随着企业 AI 智能分诊、AI 健康管理路径等模型的成熟及全面应用，医疗大数据的应用市场将进入快速成长期。

目前，我国医疗大数据行业已基本度过前期沉淀的阶段，积累了大量数据样本，接下来就是进入下一阶段，即如何通过技术进行数据解读并应用以实现盈利。

To B 是当下医疗大数据应用比较多的业务方向，尤其以药厂和保险公司为主，因为无论是 To B 的医院还是 To C 的医生或病人，他们的要求或者标准都会更高，大数据模型的准确度往往不能达到。从这个角度来看，医疗行业要直接对患者的生命安全负责，所以才有其对模型准确度的高要求，如果不能进一步提高模型准确度，大数据在医疗行业的应用前景在近几年内都将落于药厂、保险公司等对数据模型准确度要求并不那么高的产业。

医疗行业的新方向、我国人口的快速增长和老龄化的加剧、医疗市场的扩张、医学技术的进步和人力成本的不断上涨将持续推动医疗经济的发展。